Comprendre L'autisme chez les Femmes Adultes

Dévoiler les défis uniques et les stratégies responsabilisantes pour une vie épanouissante

BROOKE ANDRUS

Droits d'auteur ©2024

par BROOKE ANDRUS

Table des matières

Introduction

Objectif du livre

Le but de ce livre est de proposer une exploration détaillée et empathique de l'autisme chez les femmes adultes, un sujet souvent négligé tant dans la recherche universitaire que dans les discussions sociétales. Les troubles du spectre autistique (TSA) se manifestent uniquement chez les femmes, conduisant fréquemment à un sous-diagnostic ou à un diagnostic erroné. En attirant l'attention sur les expériences et les défis spécifiques auxquels sont confrontées les femmes autistes, ce livre vise à combler le déficit de connaissances et à favoriser une compréhension plus profonde de leurs besoins et de leurs forces.

Ce livre est conçu pour s'adresser à plusieurs publics :

1. **Femmes autistes :** Offrir des idées, des stratégies d'adaptation et un sentiment d'appartenance à la communauté à ceux qui peuvent se sentir isolés ou incompris.
2. **Familles et amis**: Fournir des conseils sur la manière de soutenir leurs proches de manière efficace et compatissante.

3. **Professionnels**: Doter les éducateurs, les prestataires de soins de santé et les employeurs des connaissances nécessaires pour mieux servir les femmes autistes.
4. **Lecteurs généraux** : Sensibiliser à l'autisme chez les femmes et promouvoir l'inclusion et l'acceptation.

En combinant recherche scientifique, récits personnels et conseils pratiques, ce livre s'efforce d'être une ressource complète pour toute personne intéressée à comprendre l'autisme chez les femmes adultes.

Aperçu de l'autisme chez les femmes adultes

Le trouble du spectre autistique est une affection neurodéveloppementale caractérisée par des différences dans la communication sociale, le comportement et le traitement sensoriel. Historiquement, les critères de recherche et de diagnostic reposaient principalement sur des études menées auprès d'hommes, ce qui a conduit à une compréhension biaisée de l'autisme qui néglige souvent l'expérience féminine.

Caractéristiques clés de l'autisme chez les femmes :

1. **Communication sociale**: De nombreuses femmes autistes développent des mécanismes d'adaptation sophistiqués pour gérer les interactions sociales, masquant souvent leurs difficultés. Cela peut inclure l'imitation de comportements sociaux, la répétition de conversations ou l'évitement total de situations sociales.

2. **Sensibilités sensorielles :** Les femmes autistes peuvent éprouver une sensibilité accrue aux stimuli sensoriels tels que la lumière, le son et le toucher. Cela peut entraîner une surstimulation et de l'anxiété, ce qui a un impact sur le fonctionnement quotidien.

3. **Santé mentale:** Des conditions concomitantes telles que l'anxiété, la dépression et les troubles de l'alimentation sont courantes chez les femmes autistes, souvent exacerbées par les pressions du masquage et les attentes sociétales.

4. **Diagnostic tardif :** De nombreuses femmes reçoivent un diagnostic d'autisme plus tard dans leur vie, après des années de lutte contre des difficultés inexpliquées. Ce

diagnostic tardif peut apporter soulagement et validation mais aussi soulever des questions sur les expériences passées et les perspectives d'avenir.

Différences entre les sexes:

La recherche indique que l'autisme se manifeste différemment chez les femmes et chez les hommes. Les femmes sont plus susceptibles d'avoir des difficultés sociales plus subtiles et des comportements d'intériorisation plus importants, qui peuvent être confondus avec des troubles de l'humeur ou de la personnalité. De plus, les attentes sociétales à l'égard du comportement féminin poussent souvent les femmes à cacher leurs traits autistiques, ce qui complique encore davantage le diagnostic et le soutien.

Importance de la sensibilisation et de la compréhension

Sensibiliser et favoriser la compréhension de l'autisme chez les femmes adultes est crucial pour plusieurs raisons :

1. **Diagnostic et assistance améliorés :** Une sensibilisation accrue peut conduire à des

diagnostics plus précoces et plus précis, permettant aux femmes d'accéder plus tôt au soutien et aux ressources appropriées. Comprendre la présentation unique de l'autisme chez les femmes peut aider les professionnels de la santé à reconnaître et à diagnostiquer l'autisme plus efficacement.

2. **Santé mentale et bien-être :** La sensibilisation peut réduire la stigmatisation associée à l'autisme, en encourageant les femmes à demander de l'aide pour des problèmes de santé mentale concomitants. La compréhension et l'acceptation de la part de la famille, des amis et de la société peuvent améliorer considérablement le bien-être mental des femmes autistes.

3. **Autonomisation et auto-représentation :** La connaissance permet aux femmes de se défendre elles-mêmes, que ce soit dans les établissements de soins de santé, sur les lieux de travail ou dans les environnements sociaux. Comprendre leur neurodiversité peut aider les femmes à prendre des décisions éclairées concernant leur vie et à rechercher des aménagements qui améliorent leur qualité de vie.

4. **Inclusion et acceptation :** Une plus grande sensibilisation favorise une société plus inclusive où la neurodiversité est respectée et valorisée. Cela peut conduire à de meilleures opportunités pour les femmes autistes en matière d'éducation, d'emploi et de participation sociale.

5. **Réseaux de soutien et communauté :** Construire une communauté de compréhension peut créer des réseaux de soutien solides où les femmes autistes et leurs familles peuvent partager leurs expériences, leurs conseils et leurs encouragements. Ce sentiment d'appartenance est vital pour le soutien émotionnel et social.

En approfondissant les expériences spécifiques des femmes autistes, ce livre vise à mettre en lumière leurs défis et leurs forces, favorisant ainsi une société plus compatissante et informée. Grâce à une sensibilisation et une compréhension accrues, nous pouvons créer un monde dans lequel les femmes autistes sont reconnues, soutenues et célébrées pour leurs contributions uniques.

Chapitre 1

Comprendre les troubles du spectre autistique (TSA)

Définir le trouble du spectre autistique

Le trouble du spectre autistique (TSA) est une condition développementale complexe qui dure toute la vie et qui affecte la façon dont une personne communique, interagit avec les autres et vit le monde. On l'appelle un trouble « à spectre » car il englobe un large éventail de symptômes et de niveaux de déficience ou d'incapacité. Les personnes atteintes de TSA peuvent avoir des défis importants, mais elles peuvent aussi avoir des atouts, comme une attention exceptionnelle aux détails ou des connaissances approfondies dans des domaines spécifiques.

Caractéristiques fondamentales des TSA:

1. **Communication sociale et interaction :**

   - Difficultés à comprendre et à maintenir les interactions sociales typiques.
   - Défis dans l'interprétation de la communication non verbale telle que les expressions faciales, le langage corporel et le ton de la voix.
   - Difficulté à nouer et à entretenir des amitiés et à s'engager dans des activités sociales typiques.

2. **Comportements restreints et répétitifs :**

   - Mouvements ou comportements répétitifs, tels que battre des mains, se balancer ou aligner des objets.
   - Intérêts très ciblés, parfois à l'exclusion d'autres activités ou sujets.
   - Adhésion rigoureuse aux routines et résistance aux changements dans les modèles ou les environnements familiers.

3. **Problèmes de traitement sensoriel :**

- Sensibilité accrue ou réduite aux entrées sensorielles, telles que les lumières, les sons, les textures ou les odeurs.
- Des réponses inhabituelles aux expériences sensorielles, qui peuvent affecter le fonctionnement et le confort quotidiens.

La cause exacte du TSA n'est pas connue, mais il est largement admis qu'elle implique une combinaison de facteurs génétiques et environnementaux. La recherche indique qu'il n'y a pas de cause unique et que l'interaction entre la prédisposition génétique et les influences environnementales contribue au développement de l'autisme.

Idées fausses et mythes courants

Les idées fausses et les mythes sur l'autisme sont omniprésents, conduisant à des malentendus et à la stigmatisation. Il est essentiel de lutter contre ces idées fausses pour favoriser une société plus informée et plus compatissante.

Mythe 1 : L'autisme est une maladie qui doit être guérie:

- **Réalité**: L'autisme n'est pas une maladie mais une condition neurodéveloppementale. De nombreuses personnes autistes et leurs défenseurs soulignent l'importance de l'acceptation et du soutien plutôt que de chercher un remède.

Mythe 2 : Toutes les personnes autistes ont une déficience intellectuelle :

- **Réalité**: L'autisme affecte les individus dans un large éventail de capacités intellectuelles. Certaines personnes autistes ont une déficience intellectuelle, tandis que d'autres ont une intelligence moyenne ou supérieure à la moyenne. De nombreuses personnes autistes possèdent des atouts et des talents uniques.

Mythe 3 : L'autisme ne touche que les enfants :

- **Réalité**: L'autisme est une maladie qui dure toute la vie. Même si un diagnostic et une intervention précoces sont bénéfiques, les adultes autistes continuent de faire face à des défis et ont besoin de soutien tout au long de leur vie.

Mythe 4 : Les personnes autistes manquent d'empathie :

- **Réalité**: Les personnes autistes peuvent ressentir et ressentent effectivement de l'empathie. Ils peuvent l'exprimer différemment ou avoir du mal à interpréter les émotions des autres, mais cela ne signifie pas qu'ils manquent d'empathie.

Mythe 5 : L'autisme est causé par une mauvaise parentalité :

- **Réalité**: L'autisme est une maladie neurodéveloppementale aux causes complexes. Le style parental ne cause pas l'autisme. Blâmer les parents pour l'autisme de leur enfant est à la fois incorrect et préjudiciable.

Mythe 6 : Les vaccins provoquent l'autisme :

- **Réalité**: Des recherches approfondies n'ont montré aucun lien entre les vaccins et l'autisme. L'affirmation selon laquelle les vaccins provoquent l'autisme a été complètement réfutée et présente un risque pour la santé publique en décourageant la vaccination.

Critères et processus de diagnostic

Le diagnostic des troubles du spectre autistique implique une évaluation complète par une équipe de professionnels, comprenant souvent des psychologues, des neurologues et des pédiatres du développement. Le processus de diagnostic comprend généralement les étapes suivantes :

1. Dépistage développemental :

Un dépistage précoce lors des contrôles de routine peut aider à identifier les enfants susceptibles de présenter un risque de retard de développement, notamment d'autisme. Cela implique souvent des questionnaires et des listes de contrôle remplis par les parents et les tuteurs.

2. Évaluation diagnostique complète :

Si les examens initiaux suggèrent un possible TSA, une évaluation détaillée est effectuée. Ceci comprend:

- **Entretiens cliniques :** Recueillir des informations détaillées sur l'histoire de développement et le comportement de l'individu.

- **Observations comportementales :** En observant directement le les interactions sociales, la communication et les comportements de l'individu.
- **Test standardisé:** Utiliser des outils de diagnostic tels que l'Autism Diagnostic Observation Schedule (ADOS) et l'Autism Diagnostic Interview-Revised (ADI-R).

3. Approche multidisciplinaire :

Une équipe de professionnels de divers domaines collabore pour assurer une évaluation approfondie. Il peut s'agir d'orthophonistes, d'ergothérapeutes et d'autres spécialistes qui peuvent fournir une vision globale des capacités et des défis de l'individu.

4. Diagnostic différentiel :

L'équipe de diagnostic prend en compte d'autres affections pouvant présenter des symptômes similaires, telles que les troubles anxieux, le trouble déficitaire de l'attention/hyperactivité (TDAH) ou la déficience intellectuelle. Cela permet de garantir un diagnostic précis et une intervention appropriée.

5. Commentaires et recommandations :

Après l'évaluation, l'équipe fournit des commentaires à l'individu et à sa famille. Cela comprend un diagnostic, le cas échéant, et des recommandations d'interventions, de thérapies et de services de soutien adaptés aux besoins de l'individu.

6. Évaluation continue:

Le TSA est une maladie qui dure toute la vie et les individus peuvent avoir besoin de réévaluations périodiques pour ajuster leurs plans de soutien et d'intervention à mesure qu'ils grandissent et se développent.

Comprendre les critères et les processus de diagnostic est crucial pour identifier l'autisme à un stade précoce et fournir un soutien en temps opportun. Cela aide également à dissiper les mythes et les idées fausses en fondant la discussion sur des preuves scientifiques et des soins empreints de compassion.

Chapitre 2

Différences entre les sexes dans l'autisme

Autisme chez les femmes et les hommes : principales différences

Les troubles du spectre autistique (TSA) se présentent différemment chez les femmes et les hommes, entraînant des variations significatives dans le diagnostic, les expériences et les besoins de soutien. Historiquement, la compréhension et l'identification de l'autisme ont été biaisées en faveur des présentations masculines, ce qui a entraîné un sous-diagnostic et un diagnostic erroné chez les femmes. Reconnaître et comprendre ces différences entre les sexes est crucial pour fournir un soutien efficace et favoriser une approche plus inclusive de l'autisme.

1. Taux de prévalence et de diagnostic :

L'autisme est diagnostiqué plus fréquemment chez les hommes que chez les femmes, avec un rapport estimé à environ 4 : 1. Cependant, des recherches récentes suggèrent que cette disparité pourrait être due, en partie, à des critères de diagnostic et à des pratiques sexistes qui négligent les présentations féminines de l'autisme.

Les femmes sont plus susceptibles de recevoir un diagnostic plus tard dans la vie, souvent après des années de lutte contre des symptômes non diagnostiqués. Un diagnostic tardif peut retarder l'accès au soutien et aux interventions, contribuant ainsi à des défis supplémentaires.

2. Communication et interaction sociales :

Les femmes autistes présentent souvent des comportements sociaux différents de ceux des hommes autistes. Ils peuvent avoir une plus grande capacité à masquer ou à camoufler leurs difficultés sociales en imitant des comportements neurotypiques, un phénomène connu sous le nom de « camouflage social ». Cela peut impliquer de répéter les interactions sociales, d'imiter ses pairs ou de supprimer les traits autistiques pour s'intégrer.

Malgré ces stratégies d'adaptation, de nombreuses femmes autistes éprouvent encore une anxiété sociale et un épuisement importants liés au maintien d'une façade. Cela peut entraîner un stress intériorisé et des problèmes de santé mentale, tels que l'anxiété et la dépression.

3. Intérêts et passe-temps particuliers :

Alors que les hommes autistes sont souvent associés de manière stéréotypée à des intérêts dans des domaines tels que la technologie, la science ou des passe-temps spécifiques, les intérêts particuliers des femmes autistes peuvent être plus socialement acceptables ou s'aligner sur des normes de genre, telles que la littérature, les animaux ou la mode.

La nature de ces intérêts peut parfois rendre plus difficile leur reconnaissance en tant que traits autistiques, contribuant ainsi au sous-diagnostic chez les femmes.

4. Sensibilités sensorielles :

Les hommes et les femmes autistes peuvent ressentir des sensibilités sensorielles, mais les types et la gravité des sensibilités peuvent différer. Les femmes autistes peuvent être plus sujettes à certains problèmes sensoriels, tels qu'une sensibilité accrue au toucher ou au son, qui peuvent avoir un impact significatif sur leur vie quotidienne et leur niveau de confort.

Les problèmes de traitement sensoriel peuvent influencer les interactions sociales, car les femmes peuvent éviter les environnements surpeuplés ou bruyants, conduisant ainsi à l'isolement social.

5. Conditions concomitantes :

Les femmes autistes sont plus susceptibles de souffrir de problèmes de santé mentale concomitants, tels que l'anxiété, la dépression, les troubles de l'alimentation et les troubles obsessionnels compulsifs (TOC). Ces conditions peuvent masquer ou compliquer l'identification de l'autisme, conduisant à un diagnostic erroné ou à un autisme négligé.

La présence de plusieurs pathologies nécessite souvent une approche globale et multidisciplinaire du traitement et du soutien.

Facteurs biologiques et neurologiques

Comprendre les fondements biologiques et neurologiques de l'autisme chez les femmes est essentiel pour saisir l'ensemble des différences entre les sexes dans l'autisme.

1. Facteurs génétiques :

Des études génétiques ont montré que l'autisme a une forte composante héréditaire, mais l'expression des variations génétiques peut différer selon le sexe. Certaines recherches suggèrent que les femmes pourraient avoir besoin d'une charge génétique plus élevée ou d'une combinaison différente de facteurs génétiques pour manifester l'autisme, ce qui pourrait expliquer en partie la plus faible prévalence chez les femmes.

Des recherches sont en cours sur des gènes spécifiques et leurs interactions qui pourraient contribuer au développement de l'autisme différemment chez les hommes et les femmes.

2. Structure et fonction du cerveau :

Des études de neuroimagerie ont révélé des différences dans la structure et la fonction du cerveau entre les hommes et les femmes autistes. Par exemple, des études ont révélé des variations dans la taille et la connectivité de certaines régions du cerveau, telles que l'amygdale (impliquée dans le traitement des émotions) et le corps calleux (qui relie les deux hémisphères du cerveau).

Ces différences neurologiques pourraient contribuer aux différentes façons dont l'autisme se manifeste chez les femmes, notamment des différences dans la cognition sociale et le traitement sensoriel.

3. Influences hormonales :

Les différences hormonales entre hommes et femmes pourraient jouer un rôle dans le développement et l'expression de l'autisme. Par exemple, l'exposition prénatale aux hormones sexuelles telles que la testostérone a été associée au développement de traits autistiques. Le rôle des hormones dans le développement et le fonctionnement du cerveau continue de faire l'objet de recherches actives.

L'impact des changements hormonaux tout au long de la vie d'une femme, comme la puberté, les menstruations, la grossesse et la ménopause, peut également influencer la présentation et la gestion des symptômes de l'autisme.

L'impact de la socialisation et des normes de genre

La socialisation et les normes de genre façonnent considérablement les expériences des femmes autistes, influençant leur comportement, leurs mécanismes d'adaptation et le soutien qu'elles reçoivent.

1. Attentes sociales et rôles de genre :

Les attentes sociétales en matière de comportement basées sur les rôles de genre peuvent pousser les femmes autistes à se conformer aux normes neurotypiques. On attend souvent des femmes qu'elles soient plus sociables, empathiques et communicatives, ce qui peut amener les femmes autistes à développer des stratégies de camouflage sophistiquées.

Ces attentes peuvent créer un stress et une anxiété supplémentaires, car les femmes autistes peuvent constamment surveiller et ajuster leur comportement pour s'adapter, souvent au détriment de leur santé mentale.

2. Masquage et camouflage :

Le masquage consiste à supprimer consciemment ou inconsciemment les comportements autistiques et à imiter les signaux sociaux neurotypiques. Si le port du masque peut aider les femmes à gérer les interactions sociales et à éviter la stigmatisation, il peut également entraîner une tension émotionnelle et psychologique importante.

Le masquage à long terme peut entraîner une perte d'identité, un épuisement professionnel et un risque accru de problèmes de santé mentale. De nombreuses femmes autistes déclarent se sentir épuisées par les efforts déployés pour maintenir une façade et peuvent avoir du mal à comprendre leurs propres besoins et préférences.

3. Soutien et reconnaissance :

En raison des préjugés sociétaux et des normes de genre, les femmes autistes peuvent ne pas recevoir le même niveau de reconnaissance et de soutien que leurs homologues masculins. Les enseignants, les prestataires de soins de santé et même les membres de la famille peuvent négliger ou mal interpréter leurs symptômes, les attribuant à des traits de personnalité ou à d'autres conditions.

La sensibilisation à la présentation unique de l'autisme chez les femmes est cruciale pour améliorer le diagnostic, le soutien et l'acceptation. Fournir une formation et des ressources aux professionnels qui travaillent avec des femmes autistes peut contribuer à garantir que leurs besoins sont correctement satisfaits.

4. Plaidoyer et communauté :

La communauté de l'autisme et les efforts de sensibilisation ont toujours été dominés par les récits masculins, mais il existe un mouvement croissant visant à amplifier les voix et les expériences des femmes autistes. Les communautés en ligne, les groupes de soutien et les organisations de défense jouent un rôle essentiel dans la mise en relation des femmes autistes, le partage de ressources et la promotion de la compréhension.

Donner aux femmes autistes les moyens de défendre leurs propres intérêts et leurs besoins peut conduire à une plus grande acceptation de soi et à une meilleure qualité de vie. Construire une communauté solidaire où les femmes peuvent partager leurs expériences et leurs stratégies est essentiel pour favoriser la résilience et le bien-être.

Chapitre 3

Signes précoces et diagnostics tardifs

Reconnaître les premiers signes pendant l'enfance

Reconnaître les premiers signes du trouble du spectre autistique (TSA) pendant l'enfance est crucial pour un diagnostic et une intervention rapides. La détection précoce peut améliorer considérablement les résultats en permettant aux enfants et à leurs familles d'accéder plus tôt aux services de soutien, aux thérapies et aux aménagements éducatifs. Cependant, la présentation de l'autisme chez les jeunes filles diffère souvent de celle des garçons, ce qui peut conduire à négliger ou à mal interpréter les premiers signes.

1. Communication sociale :

- **Développement du langage retardé**: Certains enfants autistes peuvent commencer à parler plus tard que leurs pairs ou présenter des schémas de parole inhabituels, tels que l'écholalie (répétition de mots ou de phrases).

- **La communication non verbale:** Difficulté à utiliser et à comprendre les signaux non verbaux comme le contact visuel, les expressions faciales et les gestes. Les filles pourraient imiter ces comportements plus efficacement que les garçons, rendant ainsi leurs difficultés moins apparentes.

- **Comportement de jeu :** Les enfants autistes préfèrent souvent le jeu solitaire ou peuvent avoir du mal à s'engager dans un jeu coopératif. Ils pourraient ne pas montrer d'intérêt pour les activités de jeu typiques de type « faire semblant » ou s'engager dans des schémas de jeu répétitifs.

2. Modèles comportementaux:

- **Comportements répétitifs:** Se livrer à des actions répétitives telles que battre des mains, se balancer ou disposer des objets dans un ordre spécifique. Ces comportements peuvent être plus subtils chez les filles, se manifestant souvent par des pensées répétitives ou des routines internes.

- **Rigidité dans les routines :** Une forte préférence pour l'uniformité et une difficulté à faire face aux changements de routine. Cela peut inclure le strict respect des horaires ou des rituels.
- **Intérêts particuliers:** Concentration intense sur des sujets ou des passe-temps spécifiques. Alors que les garçons peuvent s'intéresser à des domaines tels que les trains ou la technologie, les intérêts des filles peuvent s'aligner davantage sur les normes sociales, comme les animaux ou la littérature, qui peuvent être confondues avec un comportement typique.

3. Sensibilités sensorielles :

- **Sur ou sous sensibilité :** Les enfants autistes peuvent présenter une sensibilité accrue ou réduite aux entrées sensorielles telles que la lumière, le son, les textures ou les odeurs. Ils peuvent se boucher les oreilles, éviter certains vêtements ou montrer de la détresse dans des environnements bruyants.
- **Réponses inhabituelles :** Réactions inhabituelles à des stimuli sensoriels, telles qu'une fascination excessive pour les

lumières ou les objets qui tournent, ou de fortes aversions pour certains sons ou textures.

Les défis du diagnostic tardif chez les femmes

De nombreuses femmes autistes reçoivent leur diagnostic plus tard dans leur vie, souvent après des années de difficultés inexpliquées. Ce diagnostic tardif peut provenir de divers facteurs, notamment des préjugés sexistes dans les critères de diagnostic, des attentes sociétales et de la capacité de nombreuses femmes à masquer leurs symptômes.

1. Préjugés sexistes dans les critères de diagnostic:

Historiquement, les critères de diagnostic de l'autisme reposaient sur des études menées auprès d'hommes, conduisant à une compréhension de la maladie centrée sur les hommes. Ce préjugé peut avoir pour conséquence que les façons uniques dont l'autisme se manifeste chez les femmes soient négligées ou mal interprétées.

Les outils de diagnostic et les évaluations pourraient ne pas pleinement saisir les manifestations les plus subtiles de l'autisme chez les femmes, telles que leurs mécanismes d'adaptation et leurs stratégies de camouflage social.

2. Camouflage social :

Les femmes autistes développent souvent des stratégies sophistiquées pour masquer leurs difficultés dans les interactions sociales. Cela peut inclure l'imitation de comportements neurotypiques, la répétition de conversations et la suppression des traits autistiques.

Si le camouflage peut aider les femmes à s'adapter à des situations sociales, il peut également entraîner une tension mentale et émotionnelle importante. L'effort requis pour entretenir une façade peut entraîner l'épuisement professionnel, l'anxiété et la dépression.

3. Impact des attentes sociétales :

Les attentes sociétales à l'égard du comportement féminin peuvent pousser les femmes à se conformer aux normes neurotypiques, ce qui rend plus difficile la reconnaissance et le diagnostic de l'autisme. On attend souvent des femmes qu'elles soient plus sociables, empathiques et communicatives.

Ces attentes peuvent inciter les femmes à intérioriser leurs difficultés et à ne pas chercher d'aide, car elles pourraient attribuer leurs difficultés à des échecs personnels plutôt qu'à un problème de développement neurologique.

4. Conditions concomitantes :

De nombreuses femmes autistes souffrent de problèmes de santé mentale concomitants, tels que l'anxiété, la dépression, les troubles de l'alimentation et le trouble obsessionnel-compulsif (TOC). Ces conditions peuvent éclipser l'autisme sous-jacent et conduire à des diagnostics erronés ou partiels.

La présence de plusieurs affections peut compliquer le processus de diagnostic et nécessiter une approche multidisciplinaire plus complète de l'évaluation et du traitement.

5. Impact personnel et professionnel :

Un diagnostic tardif peut affecter divers aspects de la vie d'une femme, notamment l'éducation, la carrière et les relations. Sans une compréhension de leur neurodiversité, les femmes pourraient être confrontées à des défis inexpliqués dans ces domaines.

Comprendre son identité autiste peut apporter clarté et validation, aidant les femmes à prendre des décisions éclairées concernant leur vie et à rechercher des aménagements et un soutien appropriés.

Histoires personnelles et études de cas

Les histoires personnelles et les études de cas fournissent des informations précieuses sur les expériences vécues par les femmes autistes, mettant en évidence les diverses manières dont l'autisme peut se manifester et l'impact d'un diagnostic tardif. Ces récits soulignent l'importance de comprendre et de reconnaître l'autisme chez les femmes et le potentiel transformateur de l'obtention d'un diagnostic.

Étude de cas 1 : Le parcours de Sarah vers le diagnostic :

- **Petite enfance**: Sarah était une enfant calme et introvertie qui préférait les jeux solitaires. Elle s'intéressait beaucoup aux animaux et passait des heures à lire sur eux. Son développement linguistique était typique, mais elle avait souvent du mal à gérer les interactions sociales et à comprendre les signaux non verbaux.

- **Années scolaires:** Tout au long de ses années d'école, Sarah a excellé sur le plan scolaire, mais a trouvé les situations sociales difficiles. Elle a développé des stratégies pour imiter le comportement de ses pairs, masquant ainsi ses difficultés. Malgré sa réussite scolaire, elle se sentait souvent dépassée et anxieuse.

- **L'âge adulte**: En tant qu'adulte, Sarah a été confrontée à des défis constants dans sa vie personnelle et professionnelle. Elle avait des difficultés dans ses relations sociales, souffrait d'une surcharge sensorielle et se sentait souvent épuisée à force de masquer ses traits autistiques. Ce n'est qu'au milieu de la trentaine que Sarah a demandé un diagnostic après avoir lu des articles sur l'autisme chez les femmes. Recevoir le diagnostic lui a apporté un soulagement et une validation, l'aidant à accéder au soutien et aux aménagements appropriés.

Étude de cas 2 : Erreur de diagnostic et redécouverte d'Emily:

- **Enfance**: Emily était une enfant brillante et imaginative qui excellait dans les activités créatives. Elle avait un cercle d'amis proches mais se sentait souvent différente et incomprise. Ses intérêts intenses et ses sensibilités sensorielles ont été négligés et considérés comme des bizarreries.

- **Adolescence**: Au cours de son adolescence, Emily a commencé à souffrir d'anxiété et de dépression sévères. Elle a demandé de l'aide et on lui a diagnostiqué de l'anxiété et de la dépression, mais l'autisme sous-jacent n'a pas été détecté. Elle a continué à lutter contre les interactions sociales et les problèmes sensoriels.

- **L'âge adulte**: Les problèmes de santé mentale d'Emily ont persisté jusqu'à l'âge adulte. Après plusieurs tentatives pour trouver un traitement efficace, un thérapeute a suggéré qu'elle pourrait être atteinte du spectre autistique. Faisant l'objet d'une évaluation complète à la fin de la vingtaine, Emily a finalement reçu un diagnostic d'autisme. Ce diagnostic l'a aidée à mieux comprendre ses expériences et à rechercher un soutien personnalisé pour son autisme et ses pathologies concomitantes.

Étude de cas 3 : Le masquage permanent de Mia :

- **Premières années :** Mia était une étudiante très performante qui excellait dans les études et les activités parascolaires. Elle était souvent décrite comme timide et réservée, mais était capable de se fondre socialement en observant et en imitant ses pairs.
- **Défis de carrière :** Dans sa vie professionnelle, Mia a été confrontée à des défis liés à la dynamique du lieu de travail et aux sensibilités sensorielles. Elle se sentait souvent dépassée par les interactions sociales et l'environnement sensoriel de son bureau. Malgré sa réussite professionnelle, elle souffrait d'épuisement professionnel et d'anxiété.
- **Diagnostic:** Dans la quarantaine, après qu'un collègue lui ait partagé son propre

diagnostic d'autisme, Mia a commencé à faire des recherches sur l'autisme chez les femmes. Consciente de bon nombre de ses propres expériences, elle a demandé une évaluation et a reçu un diagnostic d'autisme. Le diagnostic lui a offert une nouvelle perspective sur sa vie, l'aidant à comprendre ses luttes passées et à faire des ajustements pour améliorer son bien-être.

Leçons tirées des histoires personnelles :

- **Validation et soulagement**: Recevoir un diagnostic d'autisme plus tard dans la vie peut apporter un immense soulagement et une validation aux femmes qui ont été aux prises avec des défis inexpliqués. Comprendre leur neurodiversité les aide à recadrer leurs expériences et à reconnaître leurs forces.

- **Importance de la sensibilisation**: Une sensibilisation et une compréhension accrues de l'autisme chez les femmes sont cruciales pour une reconnaissance et un soutien précoces. Les éducateurs, les prestataires de soins de santé et les familles doivent être informés des présentations uniques de l'autisme chez les femmes afin de proposer des interventions opportunes et appropriées.

- **Autonomisation et auto-représentation**: Le diagnostic permet aux femmes de défendre leurs besoins et de rechercher des aménagements qui améliorent leur qualité de vie. Cela les encourage également à se connecter avec des communautés et des ressources de soutien.

Reconnaître les premiers signes de l'autisme dans l'enfance et relever les défis d'un diagnostic tardif chez les femmes sont des étapes essentielles pour améliorer la vie des personnes autistes. En comprenant les présentations uniques de l'autisme chez les femmes et en écoutant leurs histoires personnelles, nous pouvons favoriser une société plus inclusive et plus solidaire qui valorise la neurodiversité.

difficultés avec les politiques de bureau, les réseaux sociaux et les règles tacites des environnements professionnels. Cela peut affecter leur avancement professionnel et leur satisfaction au travail.

- **Styles de communication**: Les femmes autistes peuvent avoir des styles de communication différents qui peuvent être mal compris dans le cadre professionnel. Ils peuvent être perçus comme trop directs ou directs, ou à l'inverse, comme trop calmes et réservés. Cela peut entraîner des problèmes de communication et des conflits avec les collègues.
- **Réseautage et progression de carrière**: Construire des réseaux professionnels est souvent crucial pour l'évolution de carrière, mais les défis sociaux auxquels sont confrontées les femmes autistes peuvent entraver leur capacité à créer des réseaux efficaces. Cela peut limiter leurs possibilités d'évolution de carrière et de croissance professionnelle.

Sensibilités sensorielles

Les sensibilités sensorielles sont un aspect courant de l'autisme et peuvent avoir un impact significatif sur la vie quotidienne des femmes autistes. Ces sensibilités peuvent varier considérablement et inclure une hypersensibilité (réactivité excessive) ou une hyposensibilité (sous-réactivité) aux stimuli sensoriels.

Types de sensibilités sensorielles :

1. **Sensibilité auditive :** De nombreuses femmes autistes sont hypersensibles aux sons et trouvent certains bruits insupportables ou accablants. Cela peut inclure des sons quotidiens comme le bourdonnement des lumières fluorescentes, le bruit de la circulation ou des discussions en arrière-plan dans une pièce bondée. Ces sensibilités auditives peuvent conduire à éviter les environnements bruyants et contribuer à l'isolement social.

2. **Sensibilité visuelle**: Les lumières vives, les motifs et le désordre visuel peuvent être accablants pour certaines femmes autistes. Ils peuvent avoir du mal à se concentrer ou se sentir angoissés dans des environnements visuellement stimulants.

3. **Sensibilité tactile :** La sensibilité tactile peut se manifester par un inconfort avec certains tissus, une aversion au toucher ou une

détresse causée par les étiquettes sur les vêtements. Cela peut affecter l'apparence personnelle, les choix vestimentaires et le confort dans les situations sociales.

4. **Sensibilité Olfactive et Gustative :** Les sensibilités aux odeurs et aux goûts peuvent conduire à des habitudes alimentaires sélectives et à une aversion pour certains environnements. Les odeurs fortes ou certains aliments peuvent déclencher des nausées ou un inconfort.

Impact sur la vie quotidienne

1. **Routine quotidienne:** Les sensibilités sensorielles peuvent influencer les routines et les activités quotidiennes. Par exemple, une femme autiste pourrait éviter les transports en commun en raison du bruit et de la foule, ou elle pourrait avoir besoin de planifier soigneusement sa garde-robe pour éviter tout inconfort tactile.

2. **Environnements de travail et sociaux:** Les sensibilités sensorielles peuvent rendre difficile le fonctionnement dans des environnements professionnels et sociaux typiques. S'adapter à un bureau ouvert, assister à des réunions sociales ou participer

à des événements publics peut être particulièrement difficile.

3. **Santé mentale et physique :** Une surcharge sensorielle chronique peut entraîner du stress, de l'anxiété et de la fatigue. Les femmes autistes devront peut-être prendre des mesures supplémentaires pour gérer leur environnement sensoriel, ce qui peut être épuisant et avoir un impact sur leur bien-être général.

Problèmes de santé mentale : anxiété, dépression et plus encore

Les femmes autistes courent un risque plus élevé de problèmes de santé mentale, souvent en raison de l'impact cumulatif de défis sociaux, de sensibilités sensorielles et de pressions sociétales.

Anxiété:

1. **Anxiété sociale:** La pression de se conformer aux normes sociales et la peur du jugement social peuvent conduire à une anxiété sociale importante. Les femmes autistes peuvent éprouver une inquiétude

intense concernant les interactions sociales, conduisant à des comportements d'évitement et à l'isolement.

2. **Anxiété généralisée :** Au-delà des situations sociales, de nombreuses femmes autistes souffrent d'anxiété généralisée, caractérisée par une inquiétude persistante et excessive concernant divers aspects de la vie, notamment le travail, la santé et les tâches quotidiennes.

Dépression:

1. **Cooccurrence avec l'autisme :** La dépression est fréquente chez les femmes autistes, et résulte souvent de sentiments d'isolement, d'incompréhension et d'efforts chroniques pour masquer les traits autistiques. Les attentes sociétales de conformité et le manque de soutien approprié peuvent exacerber les symptômes dépressifs.

2. **Identification et traitement :** La dépression chez les femmes autistes peut être difficile à identifier, car leurs symptômes peuvent être attribués à l'autisme lui-même ou négligés en raison de leurs capacités de masquage. Un traitement efficace nécessite une compréhension nuancée de l'autisme et de

la dépression, impliquant souvent une combinaison de thérapie et de médicaments.

Troubles de l'alimentation:

1. **Prévalence**: Les troubles de l'alimentation, comme l'anorexie mentale, sont plus fréquents chez les femmes autistes que dans la population générale. Ces troubles peuvent être motivés par un besoin de contrôle, des sensibilités sensorielles aux textures et aux goûts des aliments, ou une anxiété et une dépression concomitantes.

2. **Défis du traitement :** Les approches traditionnelles de traitement des troubles de l'alimentation ne sont peut-être pas pleinement efficaces pour les femmes autistes, car elles doivent aborder les aspects sensoriels et psychologiques uniques de l'autisme. Une approche adaptée et interdisciplinaire est souvent nécessaire.

Burnout et épuisement :

1. **Stress chronique :** L'effort continu pour s'adapter aux normes sociales, gérer les sensibilités sensorielles et faire face aux attentes de la société peut conduire au stress chronique et à l'épuisement

professionnel. Cet état d'épuisement physique et mental peut avoir de graves conséquences sur le fonctionnement quotidien et la qualité de vie globale.

2. **Soins personnels et récupération**: Reconnaître les signes d'épuisement professionnel et mettre en œuvre des stratégies de soins personnels est crucial pour les femmes autistes. Cela peut inclure l'établissement de limites, la recherche d'un soutien professionnel et la création d'un environnement favorable aux sensoriels.

Naviguer dans les relations et la dynamique familiale

Les relations et la dynamique familiale peuvent être particulièrement complexes pour les femmes autistes, car elles naviguent dans les subtilités des interactions sociales et de la communication au sein des relations personnelles.

Relations amoureuses :

1. **Défis de communication**: Une communication efficace est la pierre angulaire de relations amoureuses saines. Les femmes autistes peuvent avoir du mal à

exprimer leurs besoins et à comprendre les émotions de leur partenaire, ce qui entraîne des malentendus et des conflits.

2. **Sensibilités sensorielles**: Les problèmes sensoriels peuvent avoir un impact sur l'intimité physique et le confort au sein d'une relation. Les partenaires doivent être compréhensifs et accommodants face à ces sensibilités pour favoriser une relation de soutien et de respect.

3. **Attentes relationnelles**: Les attentes sociétales concernant les rôles de genre et la dynamique relationnelle peuvent créer une pression supplémentaire pour les femmes autistes. Équilibrer ces attentes avec leurs propres besoins et expériences peut s'avérer difficile.

Parentalité:

1. **Défis parentaux**: Les femmes autistes qui sont parents sont confrontées à des défis uniques pour gérer leurs propres besoins sensoriels et sociaux tout en répondant aux exigences parentales. Ils peuvent être aux prises avec la surcharge sensorielle de la garde d'enfants, les aspects sociaux de l'interaction avec les autres parents et

l'imprévisibilité des comportements des enfants.

2. **Plaidoyer et soutien :** Les mères autistes deviennent souvent de fervents défenseurs de leurs enfants, en particulier si leurs enfants sont également atteints du spectre autistique. Naviguer dans les systèmes éducatifs, les soins de santé et les services sociaux nécessite des efforts et une résilience considérables.

3. **Équilibrer les soins personnels et la parentalité :** Il est crucial pour les mères autistes de trouver un équilibre entre soins personnels et responsabilités parentales. Le soutien des partenaires, de la famille et des ressources communautaires peut être essentiel au maintien de leur bien-être.

Relations de famille:

1. **Compréhension et acceptation**: Les relations familiales peuvent être une source de soutien ou de stress, selon le niveau de compréhension et d'acceptation de l'autisme au sein de la famille. Éduquer les membres de la famille sur l'autisme peut améliorer les relations et créer un environnement plus favorable.

2. **Dynamique intergénérationnelle** : Les femmes autistes peuvent entretenir des relations complexes avec leurs parents et leur famille élargie, en particulier si leur autisme n'a pas été reconnu ou compris au cours de leur éducation. Guérir et améliorer ces relations implique souvent une communication ouverte et une compréhension mutuelle.

Amitiés:

1. **Construire et entretenir des amitiés**: Former et entretenir des amitiés peut être difficile en raison des difficultés de communication sociale et des sensibilités sensorielles. Les femmes autistes peuvent préférer quelques amitiés étroites et significatives à un réseau social plus vaste.

2. **Réseaux de soutien** : Développer un réseau de soutien d'amis qui comprennent et acceptent leur autisme peut grandement améliorer la qualité de vie des femmes autistes. Les communautés en ligne et les groupes de soutien peuvent également fournir des connexions et des ressources précieuses.

Les femmes autistes sont confrontées à une série de défis uniques qui ont un impact sur leurs interactions sociales, leurs expériences sensorielles, leur santé mentale et leurs relations. En comprenant ces défis et en favorisant la sensibilisation, nous pouvons créer un environnement plus solidaire et inclusif qui reconnaît les diverses expériences des femmes autistes. Répondre à leurs besoins spécifiques et leur fournir des ressources et un soutien appropriés est crucial pour leur bien-être et leur autonomisation.

Chapitre 5

Stratégies d'adaptation et systèmes de soutien

Renforcer la résilience et acceptation de soi

Renforcer la résilience et favoriser l'acceptation de soi sont des éléments essentiels pour relever les défis de l'autisme chez les femmes. En développant la résilience, les individus peuvent mieux faire face aux situations difficiles et aux revers, tandis que l'acceptation de soi favorise une image de soi positive et une compréhension de ses forces et de ses limites.

Développer la résilience

1. **Identifier les points forts**: Reconnaître et développer ses forces personnelles peut améliorer la résilience. Les femmes autistes ont souvent des talents et des capacités uniques, comme le souci du détail, la créativité et une concentration approfondie,

qui peuvent être exploitées pour surmonter les défis.

2. **Cultiver des stratégies d'adaptation**: Développer des stratégies d'adaptation efficaces, telles que la pleine conscience, les techniques de relaxation et les compétences en résolution de problèmes, peut aider à gérer le stress et l'adversité. Les femmes autistes peuvent expérimenter différentes stratégies pour trouver celle qui leur convient le mieux dans diverses situations.

3. **Recherche de soutien :** Construire un réseau de soutien composé d'amis, de membres de la famille et de professionnels qui comprennent et acceptent l'autisme peut constituer une source précieuse d'encouragement et d'assistance dans les moments difficiles.

Favoriser l'acceptation de soi:

1. **Adopter la neurodiversité**: Adopter le concept de neurodiversité favorise l'acceptation de soi en reconnaissant que l'autisme est une variation naturelle de la diversité humaine, plutôt qu'un défaut ou un trouble. Considérer l'autisme comme un aspect unique de l'identité d'une personne

peut favoriser un sentiment de fierté et d'appartenance.

2. **Combattre la stigmatisation :** Combattre la stigmatisation sociétale et les idées fausses sur l'autisme peut aider les femmes autistes à développer une image d'elles-mêmes plus positive. Plaider pour l'acceptation de l'autisme et promouvoir la sensibilisation peut contribuer à une société plus inclusive et plus solidaire.

3. **Pratiquer l'auto-compassion**: Pratiquer l'auto-compassion implique de se traiter avec gentillesse et compréhension, en particulier dans les moments difficiles. Les femmes autistes peuvent cultiver l'auto-compassion en reconnaissant leurs difficultés sans jugement et en s'offrant réconfort et soutien.

Techniques de communication efficaces

Une communication efficace est essentielle pour naviguer dans les interactions et les relations sociales pour les femmes autistes. Développer et pratiquer des techniques de communication peut améliorer la compréhension, réduire les malentendus et améliorer les relations.

Comprendre les styles de communication :

1. **Communication directe**: Les femmes autistes peuvent préférer la communication directe et littérale, car elles peuvent avoir du mal à interpréter des indices subtils ou des significations implicites. Une communication claire et explicite contribue à minimiser la confusion et garantit une compréhension mutuelle.

2. **Supports visuels :** Les supports visuels, tels que des instructions écrites, des diagrammes ou des horaires visuels, peuvent faciliter la compréhension et la communication des femmes autistes. Ces outils fournissent des informations concrètes et réduisent le recours à la seule communication verbale.

3. **Écoute active**: Écouter activement le point de vue des autres et valider leurs expériences favorise une communication efficace. Les femmes autistes peuvent pratiquer l'écoute active en maintenant un contact visuel, en hochant la tête en signe de reconnaissance et en posant des questions de clarification.

Plaidoyer pour les besoins de communication :

1. **Auto-représentation**: Défendre ses besoins en communication est essentiel pour garantir une communication efficace. Les femmes autistes peuvent affirmer leurs préférences en matière de styles de communication, d'aménagements et de soutien dans divers contextes, tels que le travail, l'école ou les soins de santé.

2. **Partenaires de communication**: Éduquer les partenaires de communication, tels que les collègues, les amis et les membres de la famille, sur l'autisme et les stratégies de communication privilégiées favorise la compréhension et la coopération. Une communication claire sur les besoins et les préférences individuels favorise les interactions et les relations positives.

Formation aux compétences sociales :

1. **Groupes de compétences sociales**: La participation à des groupes de compétences sociales ou à des ateliers adaptés aux femmes autistes peut offrir la possibilité de pratiquer des techniques de communication dans un environnement favorable. Ces

groupes proposent souvent des activités structurées, des exercices de jeux de rôle et des commentaires pour améliorer les interactions sociales.

2. **Jouer un rôle**: Les jeux de rôle des scénarios sociaux courants permettent aux femmes autistes de mettre en pratique leurs compétences de communication et leurs stratégies de résolution de problèmes dans un environnement sûr et contrôlé. Le jeu de rôle peut accroître la confiance et les compétences dans des situations sociales réelles.

Stratégies de gestion sensorielle

La gestion des sensibilités sensorielles est cruciale pour favoriser le confort et le bien-être au quotidien. Le développement de stratégies de gestion sensorielle peut aider les femmes autistes à réguler leurs expériences sensorielles et à minimiser leur détresse.

Identifier les déclencheurs :

- **Connaissance de soi**: Augmenter la conscience de soi des déclencheurs et des réponses sensorielles est la première étape dans la gestion des sensibilités sensorielles.

Les femmes autistes peuvent identifier des situations, des environnements ou des stimuli spécifiques qui provoquent un inconfort ou une surcharge.

- **Journaux sensoriels :** Tenir un journal sensoriel ou un journal permet aux femmes autistes de suivre leurs expériences sensorielles au fil du temps et d'identifier des modèles ou des tendances. L'enregistrement des déclencheurs sensoriels, des réactions et des stratégies d'adaptation permet d'élaborer des plans de gestion personnalisés.

Modifications environnementales :

- **Créer des espaces sensoriels**: Modifier les environnements domestiques, professionnels et sociaux pour répondre aux besoins sensoriels peut favoriser le confort et réduire la surcharge sensorielle. Les femmes autistes peuvent ajuster l'éclairage, les niveaux de bruit, la disposition des sièges et la décoration pour créer des environnements apaisants et favorables.
- **Utiliser des outils sensoriels :** Les outils sensoriels, tels que les écouteurs antibruit, les jouets agités, les couvertures lestées et les vêtements sensoriels, fournissent une

contribution tactile et proprioceptive pour réguler les expériences sensorielles. Ces outils peuvent être utilisés discrètement dans divers contextes pour gérer les sensibilités sensorielles.

Techniques d'autorégulation :

- **Stimulation par pression profonde :** Appliquer une pression profonde sur le corps, par exemple au moyen de câlins, de couvertures lestées ou de vêtements de compression, peut fournir un apport sensoriel apaisant et réduire l'anxiété et le stress.
- **Pleine conscience et relaxation :** La pratique de la méditation de pleine conscience, des exercices de respiration profonde, de la relaxation musculaire progressive ou des techniques d'imagerie guidées peuvent aider à réguler les expériences sensorielles et favoriser la relaxation.

Accéder et utiliser les réseaux de support

L'accès et l'utilisation des réseaux de soutien sont essentiels pour que les femmes autistes reçoivent une compréhension, une validation et une assistance pour relever les défis de l'autisme. Les réseaux de soutien peuvent inclure les amis, la famille, les pairs, les professionnels et les communautés en ligne.

Création de réseaux de soutien personnel :

- **Amis et famille:** Cultiver des relations de soutien avec des amis et des membres de la famille qui comprennent et acceptent l'autisme est crucial pour le soutien émotionnel et l'assistance pratique. Ces personnes peuvent offrir de l'empathie, des encouragements et de l'aide dans les tâches quotidiennes.

- **Groupes de soutien par les pairs :** Participer à des groupes de soutien par les pairs ou à des communautés en ligne spécifiquement destinées aux femmes autistes procure un sentiment d'appartenance et de compréhension. Ces groupes offrent des opportunités de partager des expériences, d'échanger des conseils et de recevoir la validation de pairs partageant des défis similaires.

Assistance et services professionnels :

- **Thérapie et conseil :** Rechercher une thérapie ou des conseils auprès de professionnels spécialisés dans l'autisme peut apporter un soutien et des conseils précieux. Les thérapeutes peuvent aider les femmes autistes à développer des stratégies d'adaptation, à améliorer leurs compétences sociales et à résoudre leurs problèmes de santé mentale.

- **Ergothérapie :** Les ergothérapeutes peuvent évaluer les sensibilités sensorielles et proposer des stratégies et des aménagements personnalisés pour gérer les expériences sensorielles dans la vie quotidienne. Ils peuvent également offrir des conseils sur l'amélioration de la motricité fine, de la coordination et de l'indépendance dans les activités de la vie quotidienne.

- **Programmes d'emploi de soutien :** La participation à des programmes d'emploi de soutien ou à une formation professionnelle adaptée aux personnes autistes peut faciliter la réussite en matière d'emploi. Ces programmes offrent du coaching professionnel, du développement des compétences et des aménagements pour améliorer la réussite en milieu de travail.

Plaidoyer et mentorat par les pairs :

- **Auto-représentation**: Défendre ses besoins et ses droits est crucial pour aux femmes autistes d'accéder à un soutien et à des aménagements appropriés. Les femmes autistes peuvent se défendre en communiquant clairement leurs besoins et leurs préférences dans divers contextes, tels que les soins de santé, l'éducation et l'emploi.

- **Mentorat par les pairs :** Se connecter avec des pairs mentors qui ont des expériences similaires peut fournir des conseils et des encouragements précieux. Les pairs mentors peuvent offrir des conseils pratiques, partager des stratégies d'adaptation et servir de modèles pour naviguer dans la vie avec l'autisme.

Ressources et communautés en ligne

- **Forums en ligne et groupes de soutien :** L'accès aux forums en ligne et aux groupes de soutien pour les femmes autistes procure un sentiment de communauté et d'appartenance. Ces plateformes offrent des opportunités de poser des questions, de partager des expériences et d'entrer en contact avec des personnes qui comprennent les défis uniques de l'autisme.

- **Ressources pédagogiques:** Les ressources en ligne, telles que les sites Web, les blogs et les vidéos d'information, fournissent un contenu éducatif précieux sur des sujets liés à l'autisme. Les femmes autistes peuvent accéder à des informations sur les stratégies d'adaptation, des conseils de plaidoyer et des pratiques de soins personnels pour améliorer leur bien-être.

Organisations communautaires et groupes de défense :

- **Organisations de défense de l'autisme :** La participation à des organisations locales ou nationales de défense de l'autisme permet aux femmes autistes de contribuer au changement systémique et de sensibiliser aux problèmes liés à l'autisme. Ces organisations offrent des opportunités de plaidoyer, d'éducation et d'engagement communautaire.

- **Événements et ateliers communautaires :** Assister à des événements communautaires, des ateliers et des conférences axés sur l'autisme offre des opportunités d'apprentissage, de réseautage et de connexion avec des pairs et des professionnels. Ces événements comportent souvent des présentations, des panels et des discussions sur divers aspects de l'autisme et offrent des ressources et un soutien précieux.

L'accès et l'utilisation des réseaux de soutien constituent une étape proactive qui peut permettre aux femmes autistes de relever les défis de l'autisme et de mener une vie épanouie. En renforçant leur résilience, en favorisant l'acceptation de soi, en pratiquant des techniques de communication efficaces, en gérant les sensibilités sensorielles et en accédant à des réseaux de soutien, les femmes autistes peuvent améliorer leur bien-être et s'épanouir dans divers contextes. La collaboration entre les individus, les familles, les professionnels et les communautés est essentielle pour créer des environnements inclusifs et solidaires qui reconnaissent et célèbrent la neurodiversité.

Chapitre 6

Carrière et éducation

Défis sur le lieu de travail

Les femmes autistes sont souvent confrontées à des défis uniques sur le lieu de travail en raison de leurs difficultés de communication sociale, de leurs sensibilités sensorielles et de l'inadéquation entre leurs forces et les attentes traditionnelles du lieu de travail.

Dynamique sociale:

- **Naviguer dans la politique du bureau :** Comprendre et naviguer dans la politique de bureau peut être un défi pour les femmes autistes, qui peuvent avoir du mal à lire les signaux sociaux et à comprendre la dynamique interpersonnelle. Ils peuvent avoir du mal à déchiffrer les règles non écrites et violer par inadvertance les normes sociales.
- **Construire des relations:** Développer des relations professionnelles avec des collègues et des superviseurs peut être

difficile en raison des difficultés à engager et à entretenir des conversations. Les femmes autistes peuvent se sentir isolées ou exclues des événements sociaux sur le lieu de travail et des opportunités de réseautage informel.

Défis de communication:

- **Exprimer des idées :** Exprimer des idées et des opinions lors de réunions ou de présentations peut s'avérer difficile pour les femmes autistes, qui peuvent avoir des difficultés avec la communication verbale ou avoir des difficultés à s'exprimer de manière concise. Ils peuvent bénéficier de méthodes de communication alternatives, telles que le courrier électronique ou des propositions écrites.

- **Recevoir des commentaires :** Traiter et répondre aux commentaires peut s'avérer difficile, surtout s'ils sont transmis de manière vague ou indirecte. Les femmes autistes peuvent avoir besoin d'un feedback clair et spécifique pour comprendre les domaines à améliorer et procéder aux ajustements nécessaires.

Sensibilités sensorielles:

- **Déclencheurs environnementaux**: Les sensibilités sensorielles au bruit, à l'éclairage et à d'autres stimuli environnementaux peuvent rendre difficile la concentration des femmes autistes sur leur lieu de travail. Ils peuvent avoir besoin d'aménagements, tels que des écouteurs antibruit ou un éclairage réglable, pour créer un espace de travail sensoriel.

- **Surcharge sociale :** Les interactions sociales et les environnements de bureau surpeuplés peuvent entraîner une surcharge sensorielle et de la fatigue chez les femmes autistes. Ils peuvent avoir besoin de pauses régulières ou d'espaces calmes pour se ressourcer et gérer leur surcharge sensorielle.

Trouver le bon cheminement de carrière

Trouver le bon cheminement de carrière implique d'identifier ses forces, ses intérêts et ses valeurs, et de les aligner sur des options de carrière appropriées qui répondent aux besoins et préférences uniques des femmes autistes.

1. Forces et intérêts:

- **Identifier les points forts**: Reconnaître et exploiter les forces personnelles, telles que le souci du détail, la pensée analytique, la créativité et les capacités de résolution de problèmes, est essentiel pour trouver un cheminement de carrière épanouissant. Les femmes autistes peuvent exceller dans des rôles qui nécessitent précision, concentration et connaissances spécialisées.

- **Explorer les intérêts** : L'exploration de différentes industries, secteurs et rôles professionnels permet aux femmes autistes de découvrir des domaines d'intérêt et de passion. Ils peuvent participer à des entretiens d'information, à des stages d'observation au travail ou à des stages pour avoir un aperçu de divers cheminements de carrière.

2. Hébergement et soutien :

- **Comprendre les aménagements :** Comprendre les aménagements et les soutiens disponibles sur le lieu de travail est essentiel pour identifier les options de carrière appropriées. Les femmes autistes peuvent bénéficier d'horaires de travail flexibles, d'espaces de travail adaptés aux sensoriels et de technologies d'assistance qui améliorent leur productivité et leur bien-être.

- **Recherche de soutien :** Demander conseil à des conseillers d'orientation professionnelle, à des mentors ou à des professionnels des services aux personnes handicapées peut fournir des informations et une aide précieuses pour naviguer dans le processus de recherche d'emploi. Ces professionnels peuvent aider les femmes autistes à identifier leurs objectifs de carrière, à élaborer des stratégies de recherche d'emploi et à accéder à des ressources et à des soutiens.

3. Réseautage et développement professionnel :

- **La mise en réseau:** La création de réseaux et de connexions professionnels au sein des industries ou secteurs souhaités peut ouvrir des portes à des opportunités d'emploi et à l'avancement de carrière. Les femmes autistes peuvent participer à des événements de l'industrie, à des associations professionnelles et à des plateformes de réseautage en ligne pour élargir leurs contacts et en apprendre davantage sur les cheminements de carrière potentiels.

- **Développement professionnel**: S'engager dans des activités de développement professionnel continu, telles que des ateliers, des séminaires et des cours en ligne, permet aux femmes autistes d'améliorer leurs compétences, leurs connaissances et leurs qualifications. L'apprentissage continu et le développement des compétences contribuent à l'évolution de carrière et à l'adaptabilité dans un marché du travail en évolution rapide.

Opportunités et ressources éducatives

1. Enseignement supérieur :

- **Choisir le bon programme**: La sélection d'un programme d'enseignement supérieur qui correspond à ses objectifs de carrière, ses intérêts et ses préférences d'apprentissage est cruciale pour la réussite scolaire. Les femmes autistes peuvent bénéficier de programmes offrant de la flexibilité, des services de soutien et des aménagements pour divers styles d'apprentissage.

- **Accéder aux services d'assistance**: L'accès aux services de soutien aux personnes handicapées et aux aménagements dans les établissements d'enseignement supérieur peut aider les femmes autistes à réussir leurs études. Ces services peuvent inclure une durée d'examen prolongée, une aide à la prise de notes et des formats alternatifs pour le matériel de cours.

2. Formation professionnelle et certification :

- **Explorer la formation professionnelle :** Les programmes de formation professionnelle et les cours de certification offrent des compétences pratiques et une formation pratique dans des industries ou des métiers spécifiques. Les femmes autistes peuvent explorer les options de formation professionnelle qui correspondent à leurs intérêts et à leurs objectifs de carrière, comme les technologies de l'information, les soins de santé ou les métiers spécialisés.

- **Demander une aide financière**: Étudier les options d'aide financière, telles que les bourses, les subventions et les programmes d'aide aux frais de scolarité, peut aider à compenser le coût des programmes de formation professionnelle et de certification. Les femmes autistes peuvent rechercher les ressources disponibles et postuler à des opportunités de financement pour soutenir leur éducation et leur formation.

3. Formation continue :

- **Apprentissage tout au long de la vie :** S'engager dans des opportunités de formation continue permet aux femmes autistes de se tenir au courant des tendances du secteur, d'élargir leurs compétences et de rester compétitives sur le marché du travail. Les options de formation continue peuvent inclure des cours en ligne, des ateliers professionnels et des programmes de certificat.

- **Options d'apprentissage flexibles**: Le choix d'options d'apprentissage flexibles, telles que des cours en ligne ou des cours du soir, s'adapte aux divers besoins et préférences des femmes autistes. Ces options permettent aux individus de concilier études, travail, responsabilités familiales et intérêts personnels.

Concilier travail, études et vie personnelle

Concilier travail, études et vie personnelle est essentiel pour maintenir le bien-être général et réussir dans divers domaines de la vie. Les femmes autistes peuvent recourir à des stratégies pour gérer efficacement leur temps, hiérarchiser leurs responsabilités et maintenir un équilibre sain entre vie professionnelle et vie privée.

1. Gestion du temps :

- **Définir des priorités**: Identifier les priorités et fixer des objectifs clairs aident les femmes autistes à allouer efficacement leur temps et leur énergie. Ils peuvent utiliser des outils tels que des listes de tâches, des calendriers et des planificateurs de tâches pour organiser les tâches et suivre les progrès vers leurs objectifs.
- **Création de routines :** L'établissement de routines et d'horaires cohérents offre une structure et une prévisibilité, ce qui peut réduire le stress et augmenter la productivité. Les femmes autistes peuvent créer des routines quotidiennes ou hebdomadaires intégrant travail, éducation, soins personnels et activités de loisirs.

2. Prendre soin de soi:

- **Donner la priorité aux soins personnels :** Donner la priorité aux activités de soins personnels, telles que l'exercice, la relaxation, les passe-temps et la socialisation, est essentiel au maintien du bien-être physique et mental. Les femmes autistes peuvent programmer des pratiques régulières de soins personnels dans leurs routines quotidiennes ou hebdomadaires pour se ressourcer et prévenir l'épuisement professionnel.

- **Fixer des limites**: Fixer des limites autour du travail, de l'éducation et des engagements personnels aide les femmes autistes à maintenir leur équilibre et à éviter de se sentir dépassées. Ils peuvent communiquer clairement leurs limites à leurs collègues, superviseurs, camarades de classe et membres de leur famille pour garantir que leurs besoins sont respectés.

3. Recherche de soutien :

- **Utiliser les systèmes de support**: L'utilisation de systèmes de soutien, tels que la famille, les amis, les collègues, les mentors et les ressources communautaires, fournit une assistance et un encouragement dans les moments difficiles. Les femmes autistes peuvent contacter leur réseau de soutien pour obtenir une aide pratique, un soutien émotionnel et des conseils en cas de besoin.

- **Accéder à l'assistance professionnelle**: La recherche d'une aide professionnelle, telle qu'une thérapie, des conseils ou un coaching, peut fournir un soutien supplémentaire dans la gestion du stress, l'élaboration de stratégies d'adaptation et la navigation dans les transitions de vie. Les professionnels du soutien professionnel peuvent offrir des conseils et des stratégies pour atteindre équilibre travail-vie personnelle et amélioration du bien-être général.

4. Flexibilité et adaptabilité :

- **Adopter la flexibilité**: Adopter la flexibilité dans les modalités de travail et d'éducation permet aux femmes autistes de s'adapter à des circonstances changeantes et de prioriser leurs besoins. Des horaires de travail flexibles, des options de travail à distance et des plateformes d'apprentissage en ligne offrent des opportunités d'autonomie et d'autogestion.

- **Ajuster les attentes :** Il est important d'ajuster les attentes et de faire preuve d'auto-compassion lorsqu'il s'agit d'équilibrer plusieurs responsabilités. Les femmes autistes peuvent reconnaître que la perfection n'est pas accessible et se concentrer plutôt sur le progrès et l'auto-amélioration.

5. Temps de réflexion :

- **Réflexion sur les valeurs :** Prendre le temps d'introspection permet aux femmes autistes de clarifier leurs valeurs, leurs objectifs et leurs priorités dans le travail, l'éducation et la vie personnelle. Les pratiques de réflexion, telles que la tenue d'un journal, la méditation ou la pleine conscience, favorisent la conscience de soi et une prise de décision éclairée.

- **Évaluation des progrès :** Évaluer régulièrement les progrès vers les objectifs et identifier les domaines à améliorer aide les femmes autistes à rester concentrées et motivées. Ils peuvent célébrer leurs réalisations et apporter les ajustements nécessaires à leurs plans pour rester en phase avec leurs aspirations.

Concilier travail, études et vie personnelle est un processus continu qui nécessite conscience de soi, organisation et adaptabilité. En employant des stratégies efficaces de gestion du temps, en donnant la priorité aux soins personnels, en recherchant du soutien en cas de besoin et en faisant preuve de flexibilité, les femmes autistes peuvent créer un style de vie épanouissant et équilibré qui favorise leur bien-être général et leur réussite dans leurs carrières et leurs études. Reconnaître et respecter les besoins et préférences individuels est essentiel pour parvenir à l'harmonie et à la satisfaction dans tous les aspects de la vie.

Chapitre 7

Santé et bien-être

Problèmes de santé physique

Les femmes autistes peuvent être confrontées à divers problèmes de santé physique qui nécessitent une attention et une gestion pour maintenir leur bien-être général.

Conditions concomitantes :
- Problèmes gastro-intestinaux : les femmes autistes sont plus susceptibles de souffrir de problèmes gastro-intestinaux tels que le syndrome du côlon irritable (SCI), la constipation ou le reflux gastro-œsophagien (RGO). Ces conditions peuvent être exacerbées par le stress, des facteurs alimentaires et des sensibilités sensorielles.
- Troubles du sommeil : les troubles du sommeil, notamment l'insomnie, l'apnée du sommeil et les troubles du rythme circadien, sont fréquents chez les femmes autistes. Une mauvaise qualité de sommeil peut avoir un impact sur l'humeur, les fonctions cognitives et la santé globale.

- Douleur chronique : les douleurs chroniques telles que la fibromyalgie ou les migraines sont plus répandues chez les femmes autistes. Les sensibilités sensorielles et le stress peuvent contribuer à l'expérience de la douleur et de l'inconfort.

2. Sensibilités sensorielles et santé physique :

- **Impact sur les activités quotidiennes**: Les sensibilités sensorielles peuvent affecter les activités quotidiennes liées à l'hygiène personnelle, à la nutrition et à l'activité physique. Les femmes autistes peuvent ressentir un inconfort ou une aversion pour certaines textures, goûts ou sensations, ce qui peut influencer leurs choix alimentaires, leurs habitudes de toilette et leurs préférences en matière d'exercice.

- **Accès aux soins de santé**: Les sensibilités sensorielles peuvent également affecter l'accès aux services de santé, car les environnements médicaux peuvent être accablants ou déclencheurs pour les femmes autistes. Les prestataires de soins de santé doivent être conscients des besoins sensoriels et proposer des aménagements pour garantir des soins confortables et accessibles.

3. Plaidoyer en matière de soins de santé :

- **Auto-représentation**: Défendre ses besoins en matière de soins de santé est essentiel pour garantir un diagnostic, un traitement et un soutien appropriés. Les femmes autistes doivent communiquer leurs sensibilités sensorielles, leurs préférences de communication et leurs préoccupations en matière de soins de santé aux prestataires de soins de santé.

- **Navigation dans les soins de santé**: Naviguer dans le système de santé peut être difficile, en particulier pour les femmes autistes qui peuvent avoir des difficultés avec la communication sociale et la surcharge sensorielle. Rechercher le soutien de personnes de confiance, telles que des membres de la famille, des amis ou des défenseurs des patients, peut faciliter l'accès aux services et ressources de santé.

Gérer le stress et l'épuisement professionnel

La gestion du stress et la prévention de l'épuisement professionnel sont essentielles au maintien du bien-être mental et physique des femmes autistes.

1. Techniques de gestion du stress :

- **Pleine conscience et méditation :** La pratique de techniques de méditation de pleine conscience et de relaxation peut aider à réduire le stress et à favoriser le bien-être émotionnel. Les femmes autistes peuvent intégrer des pratiques de pleine conscience dans leur routine quotidienne pour cultiver leur conscience du moment présent et leur résilience au stress.

- **Exercices de respiration profonde :** Des exercices de respiration profonde, tels que la respiration diaphragmatique ou la relaxation musculaire progressive, peuvent activer la réponse de relaxation du corps et contrecarrer les effets du stress. Ces techniques peuvent être utilisées pour calmer le système nerveux et favoriser la relaxation lors de situations stressantes.

2. Fixer des limites :

- **L'équilibre travail-vie:** Établir des limites entre le travail, l'éducation et la vie personnelle est essentiel pour prévenir l'épuisement professionnel. Les femmes autistes devraient donner la priorité aux activités de soins personnels, aux loisirs et aux liens sociaux pour se ressourcer et maintenir leur équilibre.

- **Dire non :** Apprendre à dire non aux engagements et obligations excessifs est important pour protéger les réserves de temps et d'énergie. Les femmes autistes doivent évaluer leurs capacités et donner la priorité aux activités qui correspondent à leurs valeurs et à leurs objectifs.

3. Recherche de soutien :

- **Assistance professionnelle :** Rechercher le soutien de professionnels de la santé mentale, tels que des thérapeutes ou des conseillers, peut fournir des conseils et des stratégies d'adaptation pour gérer le stress et prévenir l'épuisement professionnel. Les séances de thérapie peuvent offrir un espace sûr pour explorer les émotions, développer la conscience de soi et renforcer la résilience.

- **Aide sociale:** Se connecter avec des amis, des membres de la famille ou des groupes de soutien peut apporter un soutien émotionnel et une validation en période de stress. Partager des expériences et recevoir les encouragements des autres peuvent aider à atténuer les sentiments d'isolement et d'accablement.

Importance de la routine et des soins personnels

L'établissement de routines et la priorisation des pratiques de soins personnels sont essentiels pour promouvoir la stabilité, la prévisibilité et le bien-être général des femmes autistes.

1. Établir des routines :

- **Prévisibilité**: Les routines procurent un sentiment de prévisibilité et de structure, ce qui peut réduire l'anxiété et favoriser un sentiment de sûreté et de sécurité. Les femmes autistes peuvent créer des routines quotidiennes ou hebdomadaires comprenant des heures de repas cohérentes, des rituels au coucher et des activités de soins personnels.
- **Supports visuels**: Des supports visuels, tels que des horaires, des listes de contrôle ou des calendriers, peuvent aider les femmes autistes à organiser leurs routines et à suivre leurs tâches quotidiennes. Les supports visuels fournissent des informations

concrètes et réduisent le recours aux instructions verbales ou à la mémoire.

2. Donner la priorité aux soins personnels :
- **Soins personnels physiques**: Donner la priorité aux activités physiques de soins personnels, telles que l'exercice, la nutrition et l'hygiène, est essentiel pour maintenir la santé et le bien-être en général. Les femmes autistes doivent pratiquer une activité physique régulière, consommer des repas équilibrés et adopter de bonnes habitudes d'hygiène.
- **Soins personnels émotionnels**: Favoriser le bien-être émotionnel implique de reconnaître et d'exprimer ses émotions, de fixer des limites et de s'engager dans des activités qui apportent de la joie et de l'épanouissement. Les femmes autistes peuvent s'engager dans des activités créatives, des passe-temps ou des techniques de relaxation pour gérer le stress et cultiver leur résilience émotionnelle.

Approches holistiques du bien-être

Les approches holistiques du bien-être prennent en compte l'interdépendance des aspects physiques, émotionnels, sociaux et spirituels de la santé des femmes autistes.

1. Thérapies intégratives :

- **Pratiques corps-esprit :** Les pratiques corps-esprit telles que le yoga, le tai-chi ou le qigong intègrent le mouvement physique à la pleine conscience et à la conscience de la respiration. Ces pratiques favorisent la relaxation, la réduction du stress et la connexion corps-esprit.
- **Art et thérapies expressives**: L'art et les thérapies expressives, telles que la musicothérapie, l'art-thérapie ou la danse/mouvement-thérapie, offrent des débouchés créatifs pour l'expression de soi et le traitement des émotions. Ces thérapies peuvent soutenir la communication, la conscience de soi et les liens sociaux pour les femmes autistes.

2. Considérations environnementales :

- **Créer des espaces sensoriels**: Créer des environnements sensoriels à la maison, au travail et dans la communauté favorise le confort et le bien-être des femmes autistes. Les modifications environnementales, telles que l'ajustement de l'éclairage, la réduction du bruit et la fourniture de sièges confortables, s'adaptent aux sensibilités sensorielles et soutiennent la régulation.

3. Connexion sociale :

- **Créer des réseaux de soutien**: Cultiver des relations de soutien avec les amis, les membres de la famille, les pairs et les membres de la communauté offre un soutien émotionnel et un lien social. Les femmes autistes peuvent participer à des activités sociales, à des groupes d'intérêt ou à des communautés en ligne pour favoriser les relations et réduire les sentiments d'isolement.

4. Cultiver le sens et le but :

- **S'engager dans des activités significatives**: S'engager dans des activités qui correspondent à ses valeurs, intérêts et passions favorise un sentiment de sens et de but. Les femmes autistes peuvent poursuivre des passe-temps, du bénévolat ou des activités créatives qui leur procurent un épanouissement et contribuent à leur croissance personnelle.

5. Pratiques de pleine conscience :

- **Manger en pleine conscience :** Pratiquer une alimentation consciente implique de prêter attention à l'expérience sensorielle de l'alimentation et d'être à l'écoute des signaux de faim et de satiété. Les femmes autistes peuvent savourer les saveurs, les textures et les arômes des aliments, ce qui peut améliorer leur plaisir et promouvoir des habitudes alimentaires plus saines.
- **Techniques de mise à la terre :** Les techniques d'ancrage, telles que les exercices d'ancrage sensoriel ou de pleine conscience, aident à ancrer les individus dans le moment présent et à réduire l'anxiété. Les femmes autistes peuvent utiliser des techniques d'ancrage pour se recentrer pendant les périodes de stress ou de dépassement sensoriel.

6. Considérations environnementales :

- **Thérapie naturelle :** Passer du temps dans la nature, également appelé écothérapie ou thérapie par la nature, présente de nombreux avantages pour la santé mentale et physique. S'immerger dans des environnements naturels peut réduire le stress, améliorer l'humeur et favoriser la relaxation. Les femmes autistes peuvent explorer des activités de plein air telles que la randonnée, le jardinage ou les promenades dans la nature pour se connecter avec la nature et améliorer leur bien-être.

- **Conception sensorielle**: Concevoir des espaces sensoriels à la maison et au travail peut améliorer le confort et favoriser la relaxation des femmes autistes. Des considérations telles que l'éclairage, l'acoustique, les couleurs et la disposition des meubles peuvent créer des environnements qui prennent en charge la régulation sensorielle et minimisent la surcharge sensorielle.

7. Régulation émotionnelle:

- **Stratégies de régulation des émotions :** Développer des stratégies de régulation des émotions aide les femmes autistes à gérer leurs émotions intenses et à réagir efficacement aux facteurs de stress. Des techniques telles que la respiration profonde, la relaxation musculaire progressive ou la visualisation peuvent aider à réguler les niveaux d'éveil et à favoriser l'équilibre émotionnel.

- **Techniques cognitivo-comportementales :** Les

techniques cognitivo-comportementales, telles que la restructuration cognitive ou les compétences en résolution de problèmes, aident les individus à identifier et à remettre en question les schémas de pensée négatifs et à développer des stratégies d'adaptation adaptatives. Les femmes autistes peuvent apprendre ces techniques pour gérer l'anxiété, la dépression ou d'autres problèmes de santé mentale.

Accessibilité et inclusivité

Garantir l'accessibilité et l'inclusivité dans les pratiques de soins de santé et de bien-être est essentiel pour répondre aux divers besoins des femmes autistes.

1. Accessibilité des soins de santé :
- **Environnements de santé sensoriels**: Les prestataires de soins de santé devraient s'efforcer de créer des environnements sensoriels adaptés aux besoins des femmes autistes. Cela peut inclure la mise en place de zones d'attente calmes, une planification flexible des rendez-vous et l'utilisation de supports visuels pour améliorer la communication.

- **Supports de communication :** Les professionnels de la santé doivent utiliser des stratégies de communication claires et directes lorsqu'ils interagissent avec des femmes autistes. Cela peut impliquer de fournir des instructions écrites, d'utiliser des aides visuelles ou d'accorder plus de temps pour traiter l'information.

2. Programmes de bien-être :

- **Programmes de bien-être sur mesure :** Les programmes de bien-être doivent être conçus pour inclure diverses capacités et préférences sensorielles. Les femmes autistes peuvent bénéficier d'activités de bien-être offrant flexibilité, choix et aménagements sensoriels. Proposer des options d'activités individuelles ou en groupe permet une participation personnalisée.

- **Sensibilité culturelle**: Les programmes de bien-être doivent être culturellement sensibles et adaptés aux besoins et préférences uniques des femmes autistes issues de divers horizons. Les prestataires de soins de santé et les professionnels du bien-être doivent reconnaître et respecter les différences individuelles en matière de styles de communication, de valeurs et de croyances.

3. Plaidoyer et éducation :

- **Promouvoir la sensibilisation :** Les efforts de plaidoyer doivent se concentrer sur la sensibilisation aux besoins de santé et de bien-être des femmes autistes et sur le plaidoyer en faveur de services de santé inclusifs et accessibles. Les initiatives éducatives peuvent aider les prestataires de soins de santé, les professionnels du bien-être et les membres de la communauté à mieux comprendre l'autisme et à aider les femmes autistes à atteindre une santé et un bien-être optimaux.

- **Collaboration et partenariats :** Les efforts de collaboration entre les prestataires de soins de santé, les défenseurs des personnes handicapées, les chercheurs et les organismes communautaires sont essentiels pour promouvoir l'accessibilité et l'inclusion dans les établissements de soins de santé et de bien-être. En travaillant ensemble, les parties prenantes peuvent identifier les obstacles à l'accès et élaborer des stratégies pour les surmonter efficacement.

Auto-représentation et autonomisation

L'auto-représentation et l'autonomisation sont essentielles à la promotion de la santé et du bien-être des femmes autistes.

1. Compétences d'auto-représentation :

- **Formation à l'assertivité :** Développer des compétences d'affirmation de soi aide les femmes autistes à communiquer efficacement leurs besoins, leurs préférences et leurs limites dans les établissements de soins de santé et de bien-être. Les femmes autistes peuvent apprendre des techniques d'affirmation de soi, telles que les déclarations « I » ou le langage corporel affirmé, pour se défendre en toute confiance.

- **Systèmes de navigation :** Apprendre à naviguer dans les systèmes de santé, les polices d'assurance et les services de soutien permet aux femmes autistes d'accéder aux ressources et à l'assistance dont elles ont besoin pour maintenir leur santé et leur bien-être.

2. Soutien par les pairs et mentorat :

- **Groupes de soutien par les pairs**: La participation à des groupes de soutien par les pairs ou à des communautés en ligne offre aux femmes autistes une plate-forme pour se connecter avec d'autres personnes partageant des expériences et des défis similaires. Le soutien par les pairs offre une validation, des encouragements et des conseils pratiques pour résoudre les problèmes de santé et de bien-être.

- **Programmes de mentorat :** Les programmes de mentorat associent des femmes autistes à des mentors qui possèdent de l'expérience et de l'expertise pour naviguer dans les systèmes de santé et accéder aux services de soutien. Les mentors peuvent fournir des conseils, un soutien en matière de plaidoyer et des encouragements pour responsabiliser les mentorés dans leur parcours de santé et de bien-être.

3. Engagement communautaire :

- **Implication de la communauté:** S'impliquer dans des efforts de plaidoyer, des opportunités de bénévolat ou des initiatives communautaires permet aux femmes autistes de contribuer à un changement positif et de promouvoir des pratiques inclusives en matière de soins de santé et de bien-être. En partageant leurs expériences et leur expertise, les femmes autistes peuvent sensibiliser et défendre leurs droits et leurs besoins.

- **Le développement du leadership:** Le développement de compétences en leadership permet aux femmes autistes de jouer un rôle actif dans la défense de leurs intérêts et de ceux des autres dans les établissements de soins de santé et de bien-être. Les programmes et ateliers de formation en leadership offrent des opportunités de renforcer la confiance, les compétences en communication et l'expertise en plaidoyer.

Promouvoir l'accessibilité, l'inclusion et l'autonomisation dans les établissements de soins de santé et de bien-être est essentiel pour garantir que les femmes autistes reçoivent le soutien et les ressources dont elles ont besoin pour s'épanouir. En donnant la priorité aux approches holistiques du bien-être, en favorisant les compétences d'auto-représentation et en promouvant l'engagement communautaire, les parties prenantes peuvent créer des environnements qui favorisent l'équité en santé et soutiennent les divers besoins et forces des femmes autistes. Reconnaître la valeur de la diversité et de l'inclusion dans les pratiques de soins de santé et de bien-être est fondamental pour créer une société plus inclusive et plus solidaire pour tous les individus.

Chapitre 8

Plaidoyer et implication communautaire

Devenir un défenseur de la sensibilisation à l'autisme

Le plaidoyer est un outil puissant pour sensibiliser, promouvoir la compréhension et susciter un changement positif pour les personnes autistes et la communauté au sens large. Devenir un défenseur implique de comprendre les problèmes clés, de développer des compétences et de s'engager activement dans les efforts visant à soutenir la sensibilisation et l'inclusion à l'autisme.

1. Comprendre les problèmes clés :

- **Conscience vs acceptation**: Les efforts de plaidoyer mettent souvent l'accent sur la différence entre la prise de conscience et l'acceptation. Alors que la sensibilisation implique de reconnaître l'existence de l'autisme, l'acceptation se concentre sur l'acceptation des personnes autistes en tant que membres valorisés de la société et sur la compréhension de leurs forces et défis uniques.

- **Erreur commune:** Les défenseurs doivent connaître les idées fausses et les mythes courants entourant l'autisme, tels que les stéréotypes sur les capacités, les comportements et les besoins. Remettre en question ces idées fausses contribue à favoriser une compréhension plus précise et plus respectueuse de l'autisme.
- **Intersectionnalité:** Il est crucial de reconnaître l'intersectionnalité de l'autisme avec d'autres identités, telles que le sexe, la race, l'origine ethnique et le statut socio-économique. Les défenseurs devraient réfléchir à l'impact de ces identités croisées sur les expériences et les besoins des personnes autistes.

2. Développer les compétences en plaidoyer :

- **Communication:** Des compétences en communication efficaces sont essentielles au plaidoyer. Les défenseurs doivent être capables d'articuler leur message de manière claire et convaincante, que ce soit par écrit, en public ou lors de conversations en tête-à-tête.

- **Raconter des histoires**: Partager des histoires et des expériences personnelles est un moyen puissant de se connecter avec les autres et d'illustrer l'impact réel de l'autisme. Les défenseurs peuvent utiliser la narration pour humaniser les problèmes et inspirer l'empathie et l'action.
- **La mise en réseau**: La création d'un réseau d'alliés, comprenant d'autres défenseurs, organisations et membres de la communauté, renforce les efforts de plaidoyer. Le réseautage offre des opportunités de collaboration, de soutien et de partage de ressources.

3. Passer à l'action :

- **Campagnes de sensibilisation du public :** Participer ou organiser des campagnes de sensibilisation du public, telles que les événements du Mois de sensibilisation à l'autisme, les campagnes sur les réseaux sociaux ou les activités de sensibilisation communautaire, contribue à diffuser l'information et à promouvoir la compréhension de l'autisme.
- **Ateliers pédagogiques :** Organiser ou assister à des ateliers éducatifs, des séminaires et des séances de formation sur

des sujets liés à l'autisme offre de précieuses opportunités d'apprentissage aux défenseurs et à la communauté au sens large.

- **Bénévolat:** Le bénévolat auprès d'organisations de défense de l'autisme ou de groupes de soutien permet aux défenseurs de consacrer leur temps et leurs compétences à des causes significatives et de se connecter avec la communauté de l'autisme.

S'engager avec la communauté de l'autisme

L'engagement actif avec la communauté de l'autisme favorise la connexion, le soutien et l'action collective. L'établissement de relations et la participation à des activités communautaires créent un sentiment d'appartenance et permettent aux individus de contribuer à un changement positif.

1. Établir des relations :

- **Connexion avec des personnes autistes :** Construire des relations authentiques avec des personnes autistes, respecter leurs voix et valoriser leurs points de vue sont fondamentaux pour un plaidoyer efficace.

Écouter et amplifier les expériences des personnes autistes garantit que les efforts de plaidoyer sont alignés sur leurs besoins et leurs priorités.

- **Soutien aux familles et aux soignants :** S'engager auprès des familles et des soignants de personnes autistes fournit des informations et un soutien supplémentaires. Les défenseurs peuvent offrir des ressources, des encouragements et un sentiment de communauté à ceux qui affrontent les défis et les récompenses du soutien à leurs proches autistes.

2. Participer à des activités communautaires :

- **Groupes de soutien:** Rejoindre ou animer des groupes de soutien pour les personnes autistes, les parents ou les soignants offre un espace sûr pour partager des expériences, échanger des conseils et construire une solidarité. Les groupes de soutien peuvent avoir lieu en personne ou en ligne, offrant flexibilité et accessibilité.
- **Événements communautaires :** Assister à des événements communautaires, tels que des rassemblements sociaux favorables à l'autisme, des activités récréatives ou des

rassemblements de défense, favorise un sentiment d'appartenance et un esprit communautaire. Ces événements offrent des opportunités d'interaction sociale, de détente et d'action collective.

3. Tirer parti des plateformes en ligne :

- **Réseaux sociaux:** L'utilisation des plateformes de médias sociaux pour se connecter avec la communauté de l'autisme, partager des informations et participer à des discussions amplifie les efforts de plaidoyer. Les communautés en ligne, les forums et les groupes de défense offrent un soutien, des ressources et des opportunités de collaboration.

- **Ressources en ligne:** L'accès et le partage de ressources en ligne, telles que des articles, des vidéos, des webinaires et des boîtes à outils, contribuent à diffuser des informations précieuses et à sensibiliser aux problèmes liés à l'autisme. Les plateformes en ligne offrent une large portée et facilitent l'apprentissage et l'engagement continus.

Influencer les politiques et le changement social

Le plaidoyer s'étend au-delà des efforts individuels et communautaires pour influencer des changements systémiques et politiques plus larges qui ont un impact sur la vie des personnes autistes. Les défenseurs peuvent s'engager dans un plaidoyer politique pour éliminer les obstacles, promouvoir l'inclusion et garantir un accès équitable aux ressources et aux opportunités.

1. Comprendre les questions de politique :
- **Législation et droits :** Les défenseurs doivent être familiers avec les principales lois et politiques qui affectent les personnes autistes, telles que l'Individuals with Disabilities Education Act (IDEA), l'Americans with Disabilities Act (ADA) et les politiques de santé. Comprendre ces lois et ces droits est essentiel pour un plaidoyer efficace.
- **Obstacles et défis :** L'identification des obstacles et des défis rencontrés par les personnes autistes dans des domaines tels que l'éducation, l'emploi, les soins de santé et les services sociaux aide les défenseurs à cibler leurs efforts. Les problèmes courants

incluent le manque d'aménagements, la discrimination et les services de soutien inadéquats.

2. S'engager dans le plaidoyer politique :

- **Plaidoyer législatif :** Les défenseurs peuvent s'engager dans un plaidoyer législatif en contactant des élus, en participant à des journées de plaidoyer et en témoignant sur des questions liées à l'autisme. Établir des relations avec les décideurs politiques et les sensibiliser à l'autisme contribue à influencer les décisions législatives.

- **Campagnes politiques :** Organiser ou participer à des campagnes politiques, telles que des pétitions, des campagnes de rédaction de lettres ou des manifestations publiques, mobilise le soutien de la communauté et sensibilise aux problèmes critiques. Les défenseurs peuvent collaborer avec des organisations de défense pour amplifier leurs efforts.

3. Collaborer avec des organisations :

- **Organisations de défense de l'autisme :** Le partenariat avec des organisations de défense de l'autisme donne accès à des ressources, à une expertise et à une plateforme plus large pour influencer les politiques et le changement social. Ces organisations ont souvent établi des relations avec les décideurs politiques et peuvent offrir des conseils stratégiques pour les efforts de plaidoyer.

- **Collaboration interdisciplinaire :** La collaboration avec des professionnels de divers domaines, tels que des éducateurs, des prestataires de soins de santé, des chercheurs et des experts juridiques, renforce les efforts de plaidoyer. La collaboration interdisciplinaire favorise une approche globale pour répondre aux besoins et aux droits des personnes autistes.

Histoires inspirantes de plaidoyer

Des histoires inspirantes de plaidoyer mettent en lumière l'impact et les réalisations d'individus et de groupes qui se sont consacrés à promouvoir la sensibilisation, l'acceptation et l'inclusion de l'autisme.

1. Défenseurs individuels :

- **Temple Grandin :** Temple Grandin, professeur autiste et experte en comportement animal, a contribué de manière significative à la défense de l'autisme par ses prises de parole en public, ses écrits et ses recherches. Son travail a amélioré la compréhension de l'autisme et a inspiré de nombreuses personnes à poursuivre leurs passions malgré les défis.

- Greta Thunberg : Greta Thunberg, une jeune militante autiste pour le climat, a utilisé sa plateforme pour plaider en faveur de la durabilité environnementale et sensibiliser à l'intersection de l'autisme et de l'activisme. Son plaidoyer a inspiré des mouvements mondiaux et mis en lumière les forces et les capacités des personnes autistes.

2. Initiatives communautaires :

- **Villes amies de l'autisme :** Certaines villes ont lancé des initiatives pour devenir plus respectueuses de l'autisme en mettant en place des espaces publics adaptés aux sens, en formant les premiers intervenants et en promouvant des activités communautaires inclusives. Ces initiatives démontrent l'impact positif des efforts déployés à l'échelle communautaire pour soutenir les personnes autistes.

- **Programmes d'éducation inclusive :** Les écoles et universités qui ont développé des programmes d'éducation inclusive, proposant des hébergements, des services de soutien et des formations de sensibilisation, ont créé des environnements dans lesquels les étudiants autistes peuvent s'épanouir académiquement et socialement. Ces programmes servent de modèles pour les pratiques d'éducation inclusive.

3. Mouvements populaires :

- **Réseaux d'auto-représentation :** Les réseaux locaux d'auto-représentation, dirigés par des personnes autistes, ont joué un rôle crucial dans la promotion de l'acceptation de l'autisme et dans la lutte contre les récits stigmatisants. Ces réseaux permettent aux personnes autistes de s'exprimer, de partager leurs histoires et d'influencer le changement au niveau communautaire et politique.

- **Défense des droits des parents et des soignants :** Les parents et les tuteurs de personnes autistes ont organisé des groupes de défense et des campagnes pour aborder des questions telles que l'accès aux services d'intervention précoce, l'éducation inclusive et les soins de santé. Leurs efforts de plaidoyer ont conduit à des changements politiques importants et à un soutien accru aux familles autistes.

Chapitre 9

Histoires personnelles et témoignages

Expériences réelles de femmes adultes autistes

Ces récits offrent non seulement une fenêtre sur la vie diversifiée des femmes autistes, mais favorisent également l'empathie, la compréhension et la solidarité au sein de la communauté au sens large.

1. Naviguer dans la vie quotidienne :
- **Le voyage d'Anna :** Anna, diagnostiquée autiste à 30 ans, raconte ses expériences dans la vie quotidienne. De la gestion des sensibilités sensorielles dans des endroits bondés à la recherche de routines qui l'aident à rester organisée, l'histoire d'Anna met en lumière les stratégies pratiques qu'elle emploie pour faire face aux défis quotidiens. Elle souligne l'importance de créer un environnement structuré et d'utiliser des outils tels que des planificateurs et des produits sensoriels.

- **Les adaptations d'Emily :** Emily, ingénieure logiciel, partage ses expériences en matière de surcharge sensorielle et comment elle a adapté son espace de travail pour minimiser les déclencheurs. En plaidant pour des écouteurs antibruit et des horaires de travail flexibles, Emily a créé un environnement productif qui répond à ses besoins sensoriels.

2. Interactions et relations sociales :

- **Le parcours social de Jessica :** Jessica, diagnostiquée alors qu'elle était adolescente, parle de son parcours dans la compréhension des signaux sociaux et l'établissement de relations significatives. Par essais et erreurs, Jessica a appris à gérer les situations sociales en observant et en imitant les comportements sociaux, en recherchant les commentaires d'amis de confiance et en pratiquant des techniques de pleine conscience pour gérer l'anxiété sociale.

- **La dynamique familiale de Sophia :** Sophia, mère de deux enfants, partage ses expériences en tant que parent et personne autiste. Elle décrit les défis liés aux sensibilités sensorielles dans une maison très occupée et les stratégies qu'elle utilise pour maintenir un sentiment de calme, comme la création d'espaces calmes et l'utilisation d'horaires visuels pour les activités familiales.

3. Carrière et vie professionnelle :

- **Parcours de carrière de Natalie :** Natalie, une graphiste à succès, parle de son parcours professionnel et des atouts uniques qu'elle apporte à sa profession. Elle souligne l'importance de trouver un lieu de travail favorable qui valorise la neurodiversité et les aménagements qui l'ont aidée à s'épanouir, comme une communication claire, des tâches structurées et des opportunités de travail à distance.

- **L'esprit entrepreneurial de Rachel :** Rachel, une entrepreneure avec une entreprise en ligne florissante, partage son histoire de transformation de sa passion pour l'artisanat en une entreprise réussie. Elle discute des défis liés au démarrage d'une entreprise, tels que la gestion des finances et du marketing, ainsi que du sentiment d'accomplissement que procure le fait d'être son propre patron.

4. Éducation et apprentissage :

- **Réussite académique de Lauren :** Lauren, professeur d'université, raconte son parcours universitaire. Diagnostiquée autiste au début de la vingtaine, Lauren a été confrontée à de nombreux défis, notamment une surcharge sensorielle dans des amphithéâtres bondés et des difficultés de fonctionnement exécutif. Elle a surmonté ces obstacles grâce à des aménagements tels que des durées d'examen prolongées, l'utilisation de technologies d'assistance et le mentorat de professeurs compréhensifs.

- **Formation continue d'Olivia :** Olivia, qui est retournée aux études dans la quarantaine, partage son expérience d'apprentissage tout au long de la vie. Malgré les doutes initiaux quant à sa capacité à réussir dans un cadre d'éducation formelle, Olivia a poursuivi des études en psychologie et a trouvé du soutien grâce aux services aux personnes handicapées, aux groupes d'étude par les pairs et aux stratégies d'apprentissage personnalisées.

Surmonter les défis et réussir

Les histoires personnelles de défis et de réussites offrent inspiration et espoir à d'autres personnes confrontées à des luttes similaires. Ces récits démontrent la résilience, la détermination et la créativité des femmes autistes alors qu'elles naviguent dans divers aspects de la vie.

1. Triomphe de l'adversité :

- **Le parcours de santé de Megan :** Megan, qui souffre de plusieurs maladies concomitantes, notamment le syndrome de fatigue chronique et la fibromyalgie, partage son parcours pour gérer sa santé tout en poursuivant ses objectifs. Grâce à une combinaison de traitements médicaux, de thérapies holistiques et de pratiques de soins personnels, Megan a trouvé des moyens d'améliorer sa qualité de vie et de réaliser ses aspirations professionnelles et personnelles.

- **La défense de la santé mentale d'Hannah :** Hannah, qui a souffert d'anxiété et de dépression graves, parle de son parcours vers la défense de la santé mentale. Après avoir eu du mal à trouver un soutien approprié, Hannah est devenue une militante de la sensibilisation à la santé mentale, utilisant sa plateforme pour partager son histoire, fournir des ressources et se connecter avec d'autres personnes confrontées à des défis similaires.

2. Réalisations professionnelles :

- **Reconnaissance académique de Sarah :** Sarah, chercheuse autiste, est reconnue dans son domaine pour ses travaux novateurs sur la neurodiversité et l'inclusion. Malgré le scepticisme et les préjugés, Sarah a persévéré, remportant des prix et des subventions prestigieux pour ses contributions à la recherche sur l'autisme. Son succès témoigne de la valeur des diverses perspectives dans le monde universitaire.

- **Les activités créatives de Rebecca :** Rebecca, artiste et auteure autiste, est acclamée pour son travail d'illustration et d'écriture de livres illustrant l'expérience autiste. Ses talents créatifs lui ont non seulement permis une carrière épanouissante, mais ont également contribué à sensibiliser et à comprendre l'autisme à travers l'art et la narration.

3. Croissance et développement personnels :

- **La découverte de soi d'Ella :** Ella, diagnostiquée à la fin de la quarantaine, partage son parcours de découverte de soi et d'acceptation. Après des années de sentiment de différence et d'incompréhension, recevoir un diagnostic d'autisme m'a apporté clarté et responsabilisation. Ella a embrassé son identité, exploré de nouveaux intérêts et construit une communauté solidaire qui célèbre la neurodiversité.

- **Le voyage spirituel de Grace :** Grace, qui a trouvé du réconfort dans la spiritualité, explique comment sa foi l'a aidée à surmonter les défis de la vie. Grâce à des pratiques spirituelles, à l'implication communautaire et à la réflexion personnelle, Grace a développé un fort sentiment d'utilité et de paix intérieure, démontrant l'importance du bien-être holistique.

Leçons apprises et paroles de sagesse

Les histoires personnelles des femmes autistes sont riches en leçons apprises et en paroles de sagesse qui peuvent guider les autres dans leur voyage. Ces informations fournissent des conseils pratiques, des encouragements et une inspiration pour naviguer dans les complexités de la vie d'une personne autiste.

1. Adopter l'acceptation de soi :

- **Comprendre et accepter les différences :** De nombreuses femmes autistes soulignent l'importance de comprendre et d'accepter leurs différences. Adopter la neurodiversité et reconnaître qu'être différent n'est pas un défaut mais un aspect unique de leur identité favorise l'amour de soi et la confiance.

- **Abandonner le perfectionnisme :** Apprendre à abandonner le perfectionnisme et les attentes irréalistes est crucial. Les femmes autistes partagent l'importance de se fixer des objectifs réalistes, de célébrer les petites victoires et d'être gentilles avec elles-mêmes lors des revers.

2. Construire un réseau de soutien :

- **Trouver le bon support :** Identifier et construire un réseau de soutien est vital pour le bien-être. Les femmes autistes soulignent l'importance de s'entourer de personnes compréhensives et solidaires, notamment de la famille, des amis, des thérapeutes et des groupes de soutien.

- **Plaider pour des accommodements**: Plaider pour les aménagements nécessaires dans divers contextes, tels que le travail, l'école et les environnements sociaux, permet aux femmes autistes de s'épanouir. Des compétences de communication claires et d'auto-représentation sont des outils essentiels pour obtenir le soutien dont ils ont besoin.

3. Naviguer dans les interactions sociales:

- **Authenticité dans les relations :** Être authentique et fidèle à soi-même dans les interactions sociales est un thème récurrent. Les femmes autistes soulignent l'importance de trouver des relations dans lesquelles elles peuvent être elles-mêmes sans se masquer ni prétendre correspondre aux normes sociétales.
- **Fixer des limites :** Établir et maintenir des limites est crucial pour le bien-être mental et émotionnel. Les femmes autistes partagent des stratégies pour fixer des limites claires et communiquer efficacement leurs besoins

afin d'éviter l'épuisement professionnel et de maintenir des relations saines.

4. Poursuivre les passions et les intérêts :

- **Suivre les passions**: Poursuivre ses passions et ses intérêts procure un sentiment de but et d'épanouissement. Les femmes autistes encouragent les autres à explorer leurs intérêts, qu'ils soient liés à des objectifs de carrière, des passe-temps ou des activités créatives, car ces activités peuvent être une source de joie et d'expression de soi.

- **Apprentissage continu :** L'apprentissage tout au long de la vie et la croissance personnelle sont mis en avant. Les femmes autistes plaident pour une amélioration continue, en restant curieuses et en recherchant de nouvelles opportunités de développement et d'enrichissement.

5. Résilience et adaptabilité :

- **Développer la résilience :** Renforcer la résilience grâce à des stratégies d'adaptation, des pratiques de pleine conscience et des routines de soins personnels aide les femmes autistes à relever les défis. La résilience implique de s'adapter au changement, d'apprendre de ses expériences et de garder espoir face à l'adversité.

- **Adopter l'adaptabilité :** Être adaptables et flexibles dans diverses situations permet aux femmes autistes de gérer plus efficacement les changements et les transitions inattendus. Développer des compétences d'adaptabilité, telles que la résolution de problèmes et la gestion du stress, est essentiel pour prospérer dans un monde dynamique.

Les histoires personnelles et les témoignages de femmes adultes autistes offrent un aperçu approfondi de leurs diverses expériences, défis et réalisations. Ces récits non seulement inspirent et éduquent, mais mettent également en valeur la résilience, la créativité et la force des femmes autistes. En partageant leurs parcours, ces femmes contribuent à une meilleure compréhension de l'autisme, favorisent l'acceptation et l'inclusion, et permettent aux autres d'embrasser leur identité unique. Les leçons apprises et les paroles de sagesse tirées de ces histoires servent de guide pour naviguer dans les complexités de la vie et trouver l'épanouissement et le succès en tant qu'individu autiste.

Conclusion

Récapitulatif des points clés

Le parcours vers la compréhension de l'autisme chez les femmes adultes a été une exploration éclairante de leurs expériences, défis et forces uniques. Voici un récapitulatif complet des points clés abordés dans les chapitres de ce livre :

1. Introduction:
Le but du livre est de sensibiliser et de comprendre l'autisme chez les femmes adultes.
A souligné l'importance de reconnaître les expériences distinctes des femmes autistes et de favoriser l'acceptation et le soutien.

2. Comprendre les troubles du spectre autistique (TSA) :
Définition du trouble du spectre autistique et clarification des idées fausses et des mythes courants.
Explication des critères et des processus de diagnostic, en mettant l'accent sur les défis d'un diagnostic précis, en particulier chez les femmes.

3. Différences entre les sexes dans l'autisme:

Examen des principales différences entre l'autisme chez les femmes et les hommes, y compris la présentation et le diagnostic.

Discuté des facteurs biologiques, neurologiques et sociaux contribuant à ces différences.

A mis en évidence l'impact de la socialisation et des normes de genre sur les expériences des femmes autistes.

4. Signes précoces et diagnostics tardifs :

Identifier les premiers signes de l'autisme dans l'enfance et les difficultés à reconnaître ces signes chez les filles.

Aborder les défis et les implications d'un diagnostic tardif chez les femmes, y compris les opportunités manquées de soutien et de compréhension.

Partage d'histoires personnelles et d'études de cas illustrant les diverses voies menant au diagnostic.

5. Défis uniques auxquels sont confrontées les femmes adultes autistes :

Exploration des difficultés sociales et de communication, des sensibilités sensorielles et des problèmes de santé mentale tels que l'anxiété et la dépression.

A discuté des complexités de la navigation dans les relations et la dynamique familiale pour les femmes autistes.

6. Stratégies d'adaptation et systèmes de soutien :

Fourni des stratégies pour renforcer la résilience et l'acceptation de soi.

Partage de techniques de communication efficaces et de stratégies de gestion sensorielle.

A souligné l'importance d'accéder et d'utiliser les réseaux de soutien.

7. Carrière et formation :

Aborder les défis auxquels les femmes autistes sont confrontées sur le lieu de travail et dans les établissements d'enseignement.

Offre des conseils pour trouver le bon cheminement de carrière et tirer parti des opportunités de formation.

Nous avons discuté de l'importance de concilier travail, études et vie personnelle.

8. Santé et bien-être :

Mise en évidence des problèmes de santé physique et des stratégies de gestion du stress et de l'épuisement professionnel.

A souligné l'importance de la routine et des soins personnels.

Discussion sur les approches holistiques du bien-être, notamment la pleine conscience, l'exercice et la nutrition.

9. Plaidoyer et participation communautaire :

Encouragé à devenir un défenseur de la sensibilisation à l'autisme et à s'engager auprès de la communauté de l'autisme.

Discussion sur l'influence sur les politiques et le changement social.

Partage d'histoires inspirantes de plaidoyer pour illustrer l'impact des efforts collectifs.

10. Histoires personnelles et témoignages :

Présentation d'expériences réelles de femmes adultes autistes, mettant en évidence leurs parcours, leurs défis et leurs réalisations.

Partage d'histoires sur la façon de surmonter les obstacles et de réussir dans divers domaines de la vie.

Offert des leçons apprises et des paroles de sagesse de femmes autistes pour inspirer et guider les autres.

Encouragements et pensées finales

Les récits et les idées partagés dans ce livre soulignent la résilience, la créativité et la force des femmes autistes. Voici quelques dernières réflexions et mots d'encouragement pour les lecteurs :

1. Adoptez la neurodiversité :

Adopter la neurodiversité signifie reconnaître et valoriser les contributions et les perspectives uniques des personnes autistes. Célébrez les différences comme des forces et favorisez une société inclusive où chacun peut s'épanouir.

2. Acceptation de soi et soins personnels :

L'acceptation de soi est un outil puissant pour la croissance personnelle et le bien-être. Acceptez qui vous êtes et donnez la priorité aux soins personnels. Développez des routines et des pratiques qui soutiennent votre santé mentale, émotionnelle et physique.

3. Recherchez du soutien et créez une communauté :

Connectez-vous avec d'autres personnes qui comprennent et partagent des expériences similaires. Construisez un réseau de soutien composé d'amis, de membres de la famille et de professionnels qui vous apportent encouragement et assistance. S'engager avec la communauté de l'autisme peut offrir un sentiment d'appartenance et de solidarité.

4. Défendez vos intérêts et ceux des autres :

Le plaidoyer commence par la compréhension de vos droits et de vos besoins. Plaider en faveur d'aménagements dans le travail, l'éducation et la vie quotidienne. Utilisez votre voix pour sensibiliser, remettre en question les idées fausses et promouvoir l'acceptation et l'inclusion.

5. Poursuivez vos passions :

Suivez vos intérêts et vos passions. Que ce soit dans votre carrière, vos loisirs ou vos activités créatives, s'engager dans des activités qui vous apportent joie et épanouissement est essentiel pour une vie enrichissante.

6. Apprentissage continu et croissance :

L'apprentissage tout au long de la vie et le développement personnel sont essentiels.

Restez curieux, recherchez de nouvelles expériences et soyez ouvert à la croissance. Chaque pas que vous faites, aussi petit soit-il, contribue à votre voyage.

Le chemin à parcourir : poursuivre le voyage

Le cheminement vers la compréhension et le soutien des femmes autistes se poursuit. À mesure que nous avançons, voici quelques considérations clés pour poursuivre ce travail important :

1. Recherche et sensibilisation en cours :
La poursuite des recherches est essentielle pour approfondir notre compréhension de l'autisme, en particulier chez les femmes. Soutenez et participez à des études qui explorent les expériences et les besoins uniques des femmes autistes.

2. Changement politique et systémique :
Plaider en faveur de politiques et de changements systémiques qui favorisent l'inclusion et le soutien des personnes autistes. Cela inclut un accès équitable à l'éducation, à l'emploi, aux soins de santé et aux services sociaux.

3. Pratiques inclusives :

Favoriser des pratiques inclusives dans tous les domaines de la vie. Cela comprend la création d'environnements sensoriels, la fourniture d'aménagements et la promotion de la diversité et de l'inclusion sur les lieux de travail, dans les écoles et dans les communautés.

4. Autonomisation et auto-représentation :

Donnez aux personnes autistes les moyens de défendre leurs intérêts et ceux des autres. Fournir des ressources, des formations et des opportunités pour l'auto-représentation et le développement du leadership.

5. Développement communautaire et solidarité :

Continuez à construire et à renforcer la communauté de l'autisme. Les réseaux de soutien, les groupes de pairs et les organismes communautaires jouent un rôle crucial en fournissant du soutien, en partageant des ressources et en plaidant en faveur du changement.

6. Célébrer le succès et la résilience :

Célébrez les réussites et la résilience des femmes autistes. Partagez des histoires de réussite et de persévérance pour inspirer les autres et mettre en valeur le potentiel et les contributions des personnes autistes.

Dernières pensées

Le cheminement vers la compréhension de l'autisme chez les femmes adultes est un voyage d'empathie, d'acceptation et d'autonomisation. En partageant nos connaissances, en sensibilisant et en plaidant pour le changement, nous pouvons créer un monde dans lequel les femmes autistes sont valorisées, soutenues et célébrées pour ce qu'elles sont. Ce livre avait pour objectif de faire la lumière sur leurs expériences, de fournir des conseils pratiques et d'inspirer l'action. Alors que nous poursuivons ce voyage, restons déterminés à promouvoir une société plus inclusive et plus solidaire pour tous.

Annexes

Glossaire des termes

Comprendre la terminologie associée à l'autisme est crucial pour une communication et une compréhension efficaces. Le glossaire fournit des définitions de termes clés liés aux troubles du spectre autistique (TSA).

1. Trouble du spectre autistique (TSA) :

Définition: Un trouble du développement caractérisé par des difficultés d'interaction sociale, de communication et de comportements répétitifs. Les TSA comprennent une gamme de symptômes et de niveaux de gravité.

Contexte: Le terme « spectre » reflète la grande variété de défis et de forces que possède chaque personne autiste.

2. Neurodiversité :

Définition: Le concept selon lequel les différences neurologiques, notamment l'autisme, le TDAH, la dyslexie et autres, sont des variations naturelles du cerveau humain et doivent être respectées en tant que telles.

Contexte: Les défenseurs de la neurodiversité promeuvent l'acceptation et l'inclusion de toutes les variations neurologiques.

3. Traitement sensoriel :

Définition: La façon dont le système nerveux reçoit, organise et répond aux entrées sensorielles de l'environnement.

Contexte: Les personnes atteintes de TSA éprouvent souvent des différences de traitement sensoriel, qui peuvent conduire à des sensibilités sensorielles ou à des comportements de recherche sensorielle.

4. Fonctionnement exécutif :

Définition: Un ensemble de processus cognitifs qui incluent la mémoire de travail, la flexibilité de la pensée et la maîtrise de soi.

Contexte: Les défis liés au fonctionnement exécutif peuvent affecter la planification, l'organisation et l'accomplissement des tâches chez les personnes atteintes de TSA.

5. Vote:

Définition: Comportement d'autostimulation, impliquant souvent des mouvements ou des sons répétitifs, utilisé pour s'autoréguler et gérer les apports sensoriels.

Contexte: La stimulation peut aider les personnes autistes à faire face à l'anxiété, à l'excitation ou à la surcharge sensorielle.

6. Masquage:

Définition: La pratique consistant à cacher ou à supprimer ses traits autistiques pour s'adapter aux normes sociétales.

Contexte: Le masquage peut être épuisant et entraîner des problèmes de santé mentale en raison de l'effort constant de se conformer.

7. Intérêts particuliers :

Définition: Intérêts intenses et ciblés pour des sujets ou des activités spécifiques, courants chez les personnes atteintes de TSA.

Contexte: Les intérêts particuliers peuvent être une source de joie et d'expertise, mais peuvent également dominer l'attention d'un individu.

8. Autisme de haut fonctionnement :

Définition: Terme précédemment utilisé pour décrire les personnes atteintes de TSA qui ont une intelligence moyenne ou supérieure à la moyenne et moins de difficultés avec les compétences de la vie quotidienne.

Contexte: Ce terme est controversé et peu favorisé par de nombreux membres de la communauté de l'autisme, car il peut minimiser les défis auxquels ces personnes sont confrontées.

Outils de diagnostic et listes de contrôle

Les outils de diagnostic et les listes de contrôle sont essentiels pour identifier les troubles du spectre autistique et comprendre les besoins spécifiques des personnes autistes. Ces ressources peuvent être utilisées par les professionnels de la santé, les individus et les familles.

1. Calendrier d'observation du diagnostic de l'autisme (ADOS) :

- **Description**: Un outil de diagnostic standardisé utilisé par les cliniciens pour évaluer l'interaction sociale, la communication, le jeu et l'utilisation imaginative des matériaux.

- **Usage**: ADOS est réalisé à travers une série de tâches structurées et semi-structurées conçues pour susciter des comportements associés à l'autisme.

2. Entretien de diagnostic de l'autisme révisé (ADI-R) :

Description: Entretien structuré utilisé par les cliniciens pour recueillir des informations complètes sur l'histoire de développement et le comportement actuel d'un individu.

Usage: L'ADI-R est généralement administré au soignant principal et se concentre sur trois domaines principaux : l'interaction sociale, la communication et les comportements répétitifs.

3. Échelle de réactivité sociale (SRS) :

Description: Un questionnaire utilisé pour évaluer la gravité des déficiences sociales associées à l'autisme.

Usage: Le SRS peut être complété par les parents, les enseignants ou les individus eux-mêmes et mesure la conscience sociale, la cognition, la communication et la motivation.

4. Profil sensoriel :

Description: Un outil d'évaluation qui identifie les modèles de traitement sensoriel et leur impact sur la vie quotidienne.

Usage: Le profil sensoriel peut aider à comprendre comment les sensibilités sensorielles affectent le comportement et le fonctionnement, guidant le développement de stratégies sensorielles personnalisées.

5. Listes de contrôle du fonctionnement exécutif :

Description: Outils utilisés pour évaluer les difficultés liées au fonctionnement exécutif, telles que la planification, l'organisation et la gestion du temps.

Usage: Ces listes de contrôle peuvent être complétées par des particuliers, des soignants ou des professionnels pour identifier les domaines nécessitant un soutien et une intervention.

6. Outils d'auto-évaluation :

Description: Questionnaires et listes de contrôle conçus pour permettre aux individus d'auto-évaluer leurs traits et comportements liés à l'autisme.

Usage: Les outils d'auto-évaluation donnent un aperçu des forces et des défis personnels, aidant les individus à comprendre leurs propres expériences et à rechercher un soutien approprié.